Asaad Abd Allah
Mohammed Mustafa

Atividade de coagulação e trombogénese em doentes com doença hepática

Asaad Abd Allah
Mohammed Mustafa

Atividade de coagulação e trombogénese em doentes com doença hepática

ScienciaScripts

Imprint
Any brand names and product names mentioned in this book are subject to trademark, brand or patent protection and are trademarks or registered trademarks of their respective holders. The use of brand names, product names, common names, trade names, product descriptions etc. even without a particular marking in this work is in no way to be construed to mean that such names may be regarded as unrestricted in respect of trademark and brand protection legislation and could thus be used by anyone.

Cover image: www.ingimage.com

This book is a translation from the original published under ISBN 978-3-659-82873-7.

Publisher:
Sciencia Scripts
is a trademark of
Dodo Books Indian Ocean Ltd. and OmniScriptum S.R.L publishing group

120 High Road, East Finchley, London, N2 9ED, United Kingdom
Str. Armeneasca 28/1, office 1, Chisinau MD-2012, Republic of Moldova, Europe
Printed at: see last page
ISBN: 978-620-8-18318-9

Resumo

Este estudo foi um caso-controlo analítico hospitalar realizado para avaliar o mecanismo hemostático em doentes sudaneses com doença hepática no Hospital Universitário de Cartum.

40 doentes foram informados sobre o estudo e os resultados esperados, tendo sido obtido o seu consentimento para participar. De seguida, foi utilizado um questionário para recolher informações sobre a idade, o sexo, os grupos sanguíneos e outras doenças dos doentes.

Para além disso, foram colhidos 5 ml de sangue dos doentes, 2,5 ml dos quais em anticoagulante heparina e os restantes 2,5 ml em anticoagulante EDTA, a fim de investigar o mecanismo hemostático (PT, PTT, contagem de plaquetas).

Além disso, foi utilizado o Statistical Package for Social Sciences, versão 11.5, para determinar a dimensão da amostra e para o subsequente tratamento dos dados. A idade média dos doentes com doença hepática foi de 49 anos. Os doentes com doença hepática incluíam dois com colecistite (5%), cinco com iterícia obstrutiva (13%), dez com cirrose (25%), quinze com VHB (38%), seis com VHC (15%) e dois com metástases hepáticas (5%). O TP, o TTPA, o INR e a contagem de plaquetas dos doentes com doença hepática foram, respetivamente, (17,5), (39,8), (1,5) e (151,8).

Os valores de PT para cirrose hepática, VHB, colecistite e iterícia obstrutiva foram mais elevados em comparação com os controlos; o valor de *P.* foi < 0,008, < 0,08, < 0,000 e < 0,03, respetivamente.

Os valores de APTT para o VHB, iterícia obstrutiva, VHC e metástases hepáticas foram mais elevados em comparação com o controlo, sendo o valor *de P.* < 0,002, < 0,000, < 0,04 e < 0,003, respetivamente.

Os valores da contagem de plaquetas para a cirrose hepática, o HBV e o HCV foram mais elevados em comparação com o controlo (valores de *P.* < 0,000, < 0,000 e < 0,007, respetivamente).

Finalmente, os valores de RNI-PT foram mais elevados na cirrose hepática, colecistite, iterícia obstrutiva e VHC em comparação com os controlos (valores de P: < 0,01, < 0,003, < 0,03 e < 0,008, respetivamente). Em resumo, o mecanismo hemostático é extremamente afetado pela doença hepática.

LISTA DE ABREVIATURAS

Abbreviation	Item
PT	Prothrombin time
aPTT	Activated partial thromboplastin time
INR	International normalize index
Plts	platelets
AT	Anti thrombin
FDBs	Fibrin derivative products
vWf	von Willebrand factor
PLA_2	phospholipase enzymes
TXA_2	Thromboxane A_2
TF	tissue factor
HMWK	high-molecular-weight kininogen
TFPI	tissue factor pathway inhibitor
PFA	Platelet Function Analyzer
ISI	international sensivity index
TT	thrombin time
VLDLs	very low density lipoproteins
tpo	thrombopoietin
DIC	disseminated intravascular coagulation
COL-ADP	collagen-ADP
COL-Epi	Collagen-epinephrine.
HSCs	hepatic satellite cells
PARs	protease activated receptors
HCV	hepatitis C virus
EDTA	Ethylene diamine tetra acetic acid
OCHF	optical cytometer hydro focus free
FSC	forward side scatter
PPP	Platelet poor plasma
LMNPT	logarithmic mean normal PT
KCCT	kaolin cephalin clotting time
PTTK	thromboplastin time with kaolin

CAPÍTULO 1 INTRODUÇÃO E REVISÃO DA LITERATURA

1.1: Antecedentes:

O fígado desempenha vários papéis fundamentais na coagulação sanguínea, uma vez que está envolvido tanto na hemostase primária como na secundária.[1] É o local de síntese de todos os factores de coagulação e dos seus inibidores, com exceção do fator de von Willebrand (vWf).[2] As lesões hepáticas são frequentemente acompanhadas de uma diminuição da coagulação se a reserva hepática for baixa. O sistema hemostático encontra-se num equilíbrio delicado entre os processos protrombóticos e antitrombóticos, com o objetivo de evitar a perda excessiva de sangue dos vasos lesionados e a trombose espontânea. A insuficiência hepática está associada a múltiplas alterações do sistema hemostático, uma vez que os níveis plasmáticos dos factores de coagulação pró-coagulantes e anticoagulantes sintetizados pelos hepatócitos e pelas células sinusoidais estão reduzidos.·[3] Também pode ocorrer uma deficiência de vitamina K, o que leva à formação de factores de coagulação anormais devido à falta de gama-carboxilação. Além disso, a insuficiência hepática reduz a capacidade de remover da circulação as proteínas hemostáticas activadas e os complexos proteína-inibidor. Os efeitos globais da doença hepática na hemostase são, portanto, complexos, pelo que podem ocorrer hemorragias graves ou mesmo complicações trombóticas em doentes com doença hepática avançada. Por fim, se se desenvolver uma hipertensão portal acentuada com circulação colateral e esplenomegalia secundária, desenvolve-se trombocitopenia devido ao sequestro esplénico. No entanto, a trombocitopenia também pode ser devida à redução da síntese hepática de trombopoietina. A função plaquetária também é afetada. Estas anomalias hemostáticas nem sempre conduzem a hemorragias espontâneas, mas a ocorrência de complicações cirróticas, como a hemorragia varicosa ou a infeção/sepsia, pode levar a um agravamento do estado da coagulação. A presença de uma coagulopatia de consumo que não se deva à sépsis ou a outras causas pré-existentes é controversa.

Normalmente, o tratamento dos distúrbios de coagulação na doença hepática só é necessário durante a hemorragia ou antes de procedimentos invasivos. Quando ocorre uma doença hepática em fase terminal, o transplante de fígado é o único tratamento disponível que pode restaurar a hemostase normal e corrigir defeitos genéticos da coagulação, como a hemofilia ou a mutação do fator V de Leiden. O transplante hepático pode provocar hemorragias devido à hipocoagulabilidade pré-existente, à circulação colateral causada pela hipertensão portal e ao aumento da fibrinólise que ocorre durante este procedimento. (4)

1.2: Hemostase normal:

1.2.1: Definição:

A resposta hemostática normal à lesão vascular depende de uma interação estreita entre a parede do vaso sanguíneo, as plaquetas circulantes e os factores de coagulação do sangue.

Um mecanismo eficiente e rápido para parar a hemorragia dos vasos sanguíneos lesionados é claramente essencial para a sobrevivência. No entanto, esta resposta deve ser objeto de um controlo rigoroso para evitar a formação de grandes coágulos e para dissolver esses coágulos após a reparação da lesão. O sistema hemostático representa assim um equilíbrio delicado entre mecanismos pró-coagulantes e anticoagulantes associados a um processo de fibrinólise. Os cinco principais componentes envolvidos são as plaquetas, os factores de coagulação, os anticoagulantes, a fibrinólise e os vasos sanguíneos. (5)

1.2.2: Componentes da hemostase normal:

Os mecanismos hemostáticos têm várias funções importantes: (a) manter o sangue num estado fluido à medida que circula no sistema vascular; (b) parar a hemorragia no local da lesão ou da perda de sangue através da formação de um tampão hemostático; e (c) assegurar, em última análise, o fornecimento de sangue.

a remoção do coágulo quando a cicatrização está completa. A fisiologia normal representa, assim, um equilíbrio delicado entre estas tendências opostas, e a deficiência ou o exagero de qualquer uma delas pode conduzir quer à trombose quer à hemorragia. Estão envolvidos pelo menos cinco componentes diferentes: Vasos sanguíneos, plaquetas, factores de coagulação do plasma, os seus inibidores e o sistema fibrinolítico. Este capítulo apresenta uma breve panorâmica da hemostase normal, seguida de uma discussão sobre os princípios gerais dos testes básicos utilizados para investigar a hemostase e as perturbações hemorrágicas. [(6)]

1.2.3: Hemostase primária:

1.2.3.1: Agregação de plaquetas:

A agregação plaquetária pode ocorrer através de, pelo menos, duas vias independentes mas estreitamente ligadas. A primeira via envolve o metabolismo do ácido araquidónico. A ativação das enzimas fosfolipases (PLA2) liberta o ácido araquidónico livre dos fosfolípidos membranares (fosfatidilcolina). Cerca de 50% do ácido araquidónico livre é convertido por uma enzima lipo-oxigenase numa série de produtos, incluindo leucotrienos, que são importantes quimioatractores para os glóbulos brancos. Os restantes 50% do ácido araquidónico são convertidos pela enzima ciclo-oxigenase em endoperóxidos cíclicos lábeis, a maioria dos quais é, por sua vez, convertida em TXA2 pela tromboxano sintetase. O TXA2 tem efeitos biológicos profundos, provocando a libertação secundária de grânulos de plaquetas e a vasoconstrição local, bem como uma maior agregação plaquetária local através da segunda via descrita abaixo. Exerce estes efeitos aumentando a concentração intracelular de cálcio livre no citoplasma e ligando-se a receptores específicos dos grânulos. O TXA2 é muito lábil e tem uma semi-vida de menos de 1 minuto antes de ser libertado.

é decomposto no tromboxano B2 (TXB2) inativo e Malonildialdeído. As plaquetas têm pelo menos três funções na hemostase:

1. A adesão e a agregação formam o tampão hemostático primário.
2. Libertação de moléculas activadoras de plaquetas e promotoras da coagulação.
3. Disponibilização de uma superfície procoagulante para a reação do sistema coagulante.

1.2.4: Coagulação do sangue:

O acontecimento central nas vias de coagulação é a produção de trombina, que actua sobre o fibrinogénio para formar fibrina e, assim, o coágulo de fibrina. Este coágulo é ainda reforçado pelo efeito de reticulação do fator XIII, que, por sua vez, é ativado pela trombina. Os dois testes de coagulação habitualmente utilizados, o tempo de tromboplastina parcial activada (TTPA) e o tempo de protrombina (TP), foram utilizados no passado para definir duas vias de ativação da coagulação: a via intrínseca e a via extrínseca, respetivamente. No entanto, isto tem apenas uma relevância limitada para a forma como a coagulação é activada *in vivo*. Por exemplo, tanto a deficiência do fator XII como a do fator VIII conduzem a um prolongamento acentuado do APTT, mas apenas a deficiência do fator VIII está associada a uma tendência hemorrágica. Além disso, existem amplas provas de que a ativação do fator IX (via intrínseca) pelo fator VIIa (via extrínseca) é crucial para a coagulação após a ocorrência de um estímulo inicial pela ativação do fator VIIa pelo fator tecidular (FT) do fator X.

1.2.5: Hemostase secundária:

A hemostase secundária compreende uma série de reacções das proteínas do sangue que ocorrem num processo em cascata e terminam com a formação de um coágulo de fibrina insolúvel. Neste sistema estão envolvidas várias enzimas e vários cofactores, bem como inibidores, que mantêm o sistema em equilíbrio. Coagulação

Os factores são produzidos no fígado, com exceção do fator VIII, que se pensa ser produzido nas células endoteliais. Quando os factores estão presentes numa forma precursora, a enzima ou zimogénio é convertida numa enzima ativa ou protease.

O início da coagulação começa com a ativação de duas vias enzimáticas que, em última análise, conduzem à formação de fibrina: as vias intrínseca e extrínseca. Ambas as vias são necessárias para a formação de fibrina, mas são despoletadas por um trauma no sistema vascular, por exemplo, por um endotélio exposto. Este sistema é mais lento e, no entanto, mais importante do que a via extrínseca, que é despoletada por um trauma externo, como um coágulo, e ocorre rapidamente.

1.2.6: Classificação dos factores de coagulação:

Os factores de coagulação podem ser classificados em substratos, cofactores e enzimas. Os substratos são as substâncias sobre as quais as enzimas actuam. O fibrinogénio é o principal substrato. Os cofactores aceleram as actividades das enzimas envolvidas na cascata. Os cofactores incluem o fator tecidular, o fator V, o fator VIII e o fator de Fitzgerald. Todas as enzimas são serino-proteases, com exceção do fator XIII, que é uma transaminase.

Os factores de coagulação podem ser divididos em três grupos:

1. O grupo do fibrinogénio é constituído pelos factores I, V, VIII e XIII, que são utilizados durante a coagulação. Os factores V e VIII são lábeis e aumentam durante a gravidez e a inflamação.
2. O grupo da protrombina: os factores II, VII, IX e X dependem todos da

vitamina K para a sua síntese. Este grupo é estável e mantém-se no plasma armazenado.

3. O grupo de contacto: o fator XI, o fator XII, a pré-calicreína e o cininogénio de elevado peso molecular (HMWK) estão envolvidos na via intrínseca, são moderadamente estáveis e não são consumidos durante a coagulação.

1.2.7: Percurso extrínseco:

A via extrínseca é desencadeada pela libertação de tromboplastina tecidular que foi expressa após lesão vascular. O fator VII forma um complexo com a tromboplastina tecidular e o cálcio. Este complexo converte os factores X e Xa, que por sua vez convertem a protrombina em trombina. A trombina converte então o fibrinogénio em fibrina. Este processo demora entre 10 e 15 segundos.

1.2.8: Sistema intrínseco:

A ativação por contacto é desencadeada por alterações causadas por trauma vascular. A pré-calicreína é necessária como cofator para a auto-ativação do fator XII pelo fator XIIa. O XI é ativado e necessita de um cofator da HMWK. O XIa ativa o IX em IXa, que, na presença de VIIIa, converte o X em Xa. Os fosfolípidos plaquetários PF3 também estão presentes. O cálcio é necessário para que a ativação de Xa se processe rapidamente. A reação passa então para a via comum que envolve os factores I, II, V e X em ambos os sistemas. Isto leva à polimerização de um monómero de fibrina num coágulo de fibrina. A ativação pela trombina é seguida pelo fator XIII, também conhecido como fator de estabilização da fibrina. Este converte as fracas ligações de hidrogénio iniciais que ligam os polímeros de fibrina numa ligação covalente mais estável.

1.2.9: Caminho comum:

A via comum é o ponto em que as vias intrínseca e extrínseca se juntam e os factores I, II, V e X são medidos. É importante notar que o TP e o TTPa não detectam distúrbios plaquetários qualitativos ou quantitativos ou deficiência de fator XIII. O fator XIII é um fator estabilizador da fibrina e é responsável pela estabilização de um monómero de fibrina solúvel num coágulo de fibrina insolúvel. Se um doente tiver uma deficiência de fator XIII, este forma um coágulo mas não consegue estabilizá-lo e

A hemorragia ocorre mais tarde. O fator XIII é medido com um teste de ureia 5 mol/l, que examina não só a formação do coágulo, mas também se o coágulo se dissolve após 24 horas.

1.2.10: Inibição por retroação:

Alguns factores activados têm a capacidade de destruir outros factores na cascata. A trombina é capaz de ativar transitoriamente o V e o VIII, mas quando a trombina aumenta, o V e o VIII são destruídos por proteólise. Do mesmo modo, o fator Xa aumenta o fator VII, mas através de uma reação com o inibidor da via do fator tecidular (TFPI), impede a ativação adicional de X por VIIa e pelo fator tecidular. Por conseguinte, estas enzimas limitam a sua própria capacidade de ativar a cascata de coagulação em intervalos diferentes.

A ativação por feedback do fator IX pela trombina pode explicar como a coagulação intrínseca pode ocorrer na ausência de factores de contacto. O fator tecidular é expresso após uma lesão e forma um complexo com VIIa, que depois ativa X e IX. O TFPI impede a continuação da ativação do X. A produção de trombina é ainda reforçada pelos factores V, VIII e XI, levando à ativação da via intrínseca. Esta teoria do feedback ajuda a explicar por que razão os doentes com anomalias nos factores de contacto (factores XI e XII) não sangram.

1.2.10.1: Fibrinólise:

O sistema fibrinolítico é responsável pela dissolução de um coágulo. Os coágulos de fibrina não são para ser permanentes. O objetivo do coágulo é parar o fluxo sanguíneo até que o vaso danificado possa ser reparado.

1.2.11: Anticoagulantes:

Os inibidores são proteínas plasmáticas solúveis que são anticoagulantes naturais. Impedem o desencadeamento da cascata de coagulação. Existem dois inibidores importantes no plasma que mantêm a ativação da coagulação sob controlo. Estes inibidores são

1. Inibidores da protease: Inibidores dos factores de coagulação, que incluem os seguintes:

- Anti-trombina
- Cofator II da heparina
- Inibidor da via do fator tecidular
- Alfa-2-Antiplasmina
- C1

2. A via da proteína C: inativação de cofactores activados, incluindo:

- Proteína C e Proteína S· [7]

1.3: Diagnóstico laboratorial:

A compreensão da fisiologia da hemostase primária e secundária é importante para a interpretação dos testes laboratoriais de diagnóstico e para o tratamento subsequente dos doentes com perturbações hemostáticas. O tipo de hemorragia pode ser uma ajuda importante na conceção do programa de testes laboratoriais hemostáticos. Em doentes com perturbações hemostáticas graves, normalmente não existem problemas de reconhecimento clínico ou de diagnóstico laboratorial. Infelizmente, surgem frequentemente problemas de diagnóstico difíceis porque a maioria dos doentes que se apresentam para investigação têm apenas sintomas hemorrágicos ligeiros ou equívocos e os resultados dos testes de rastreio são frequentemente normais.

A familiaridade com uma série de procedimentos laboratoriais permite classificar um defeito hemostático numa de várias categorias gerais: uma perturbação das plaquetas ou uma perturbação dos factores de coagulação do plasma. São então efectuados outros exames especializados para estabelecer um diagnóstico definitivo. Por exemplo, ao avaliar uma doença hemorrágica, é necessário determinar primeiro se a doença se deve a uma lesão da microvasculatura (vasculite), a um número ou função insuficiente de plaquetas ou a uma perturbação das reacções que levam à formação de trombina e à coagulação da fibrina. Isto é conseguido através de um exame às plaquetas

Contagem sanguínea, tempo de hemorragia, tempo de tromboplastina parcial activada (aPTT) e tempo de protrombina (PT), bem como um exame minucioso do esfregaço de sangue periférico do doente.

1.3.1: Testes de despistagem:

A contagem de plaquetas é efectuada para detetar trombocitopenia, que é definida como uma contagem de plaquetas inferior a 150.000/µl. O teste é normalmente efectuado como parte de um perfil automatizado de células sanguíneas e pode ser considerado fiável até uma contagem de plaquetas de 30 000/µl. A constatação de uma trombocitopenia inesperada deve ser confirmada através do controlo do esfregaço de sangue periférico. A possibilidade da presença de fragmentos de glóbulos vermelhos ou de pseudotrombocitopenia pode fornecer pistas para uma avaliação mais aprofundada do doente.

O tempo de hemorragia é definido como o tempo que decorre entre a realização de uma pequena incisão padrão e o momento em que a hemorragia pára. Embora o teste seja bastante simples, o tempo de hemorragia tem muitas variáveis e é difícil de normalizar. O tempo de hemorragia mede a interação das plaquetas com a parede do vaso e a subsequente formação do tampão hemostático primário. Um tempo de hemorragia longo é medido por um número reduzido de plaquetas, por disfunção plaquetária ou por um defeito na parede do vaso. O tempo de hemorragia também pode ser prolongado se houver uma diminuição dos factores plasmáticos, em particular do VWF ou do fibrinogénio. Os diferentes métodos de medição do tempo de hemorragia são essencialmente variações de duas técnicas: o tempo de hemorragia de Duke, em que é feita uma punção no lóbulo da orelha, ou o tempo de hemorragia de Mielke, em que é feita uma incisão no antebraço enquanto os capilares são submetidos a uma pressão constante aumentada por uma braçadeira de pressão arterial insuflada. A profundidade, a largura e a posição da incisão na pele são difíceis de padronizar, pelo que o benefício diagnóstico como teste individual é limitado. Avaliação da velocidade do obturador ("in vitro bleeding time") com o PFA-100™ (Platelet Function Analyser) permite a determinação rápida e fácil da função plaquetária dependente do VWF. Este sistema com elevada tensão de cisalhamento provou ser sensível e reprodutível para o rastreio da doença de von Willebrand.

O tempo de protrombina (TP) é realizado através da adição de uma preparação bruta de TF (geralmente um extrato do cérebro) ao plasma anticoagulante citrato, recalcificando o plasma e medindo o tempo de coagulação. A tromboplastina e o CaCl2 são normalmente adicionados num único passo. O tempo de protrombina pode ser prolongado devido a uma deficiência de um ou mais factores da via extrínseca da coagulação, factores II, V, VII, X e/ou fibrinogénio. Um anticoagulante circulante que seja dirigido contra um ou mais destes factores também pode causar um prolongamento do TP. A determinação da deficiência de factores de coagulação depende do tipo de tromboplastina utilizada, uma vez que cada tromboplastina tem uma sensibilidade diferente. Por conseguinte, a Organização Mundial de Saúde propôs a calibração das tromboplastinas em relação a uma preparação de referência internacional para estabelecer um Índice de Sensibilidade Internacional (ISI). Uma vez atribuído o ISI da tromboplastina, os resultados podem ser expressos como um rácio normalizado internacional (INR). O INR tem duas grandes vantagens: permite a comparação entre resultados de diferentes laboratórios e a normalização da terapêutica anticoagulante em ensaios clínicos e publicações científicas.

O aPTT é realizado através da adição de um agente ativador de superfície, como o caulino ou o ácido elágico, e de fosfolípidos ao plasma anticoagulante citratado. Após um tempo de incubação normalizado, que permite uma ativação óptima dos factores de contacto, o plasma é recalibrado e o tempo de coagulação é medido. De acordo com a antiga "teoria em cascata" da coagulação, tanto os factores intrínsecos como os factores da via comum estão envolvidos no aPTT. O aPTT pode ser prolongado por uma deficiência de um ou mais destes factores ou pela presença de um dos seguintes factores
de inibidores que prejudicam as funções do(s) fator(es) ou dos reagentes fosfolipídicos. Regra geral, é necessária uma queda nas concentrações de factores para menos de 30% do valor normal para prolongar o aPTT. O aPTT não consegue detetar uma deficiência dos factores VII e XIII, o fator que faz a ligação cruzada da fibrina. Em alguns casos, pode ser útil *efetuar um* tempo de trombina (TT) como parte do procedimento de rastreio. Neste teste, uma solução diluída de trombina é adicionada ao plasma anticoagulado e é medido o tempo de coagulação. O tempo de trombina é prolongado se o nível de fibrinogénio no plasma for muito baixo e se estiverem presentes produtos de clivagem fibrinolítica, fibrinogénio anormal (disfibrinogenemia) e/ou heparina. A presença de um inibidor é detectada quando uma mistura de plasma doente e normal não corrige o tempo de coagulação prolongado do teste. [(8)]

1-4: Perturbações hemorrágicas:

1.4.1:Defeitos na parede dos vasos sanguíneos:

Tanto os defeitos na parede dos vasos sanguíneos como os processos intravasculares que não estão diretamente relacionados com a hemostase podem ter manifestações clínicas que se assemelham a perturbações da coagulação. Na maioria destas perturbações, todos os testes de coagulação habituais são normais (contagem de plaquetas, tempo de protrombina [TP], tempo de tromboplastina parcial [PTT]). Os exemplos incluem os seguintes:

- Telangiectasia hemorrágica hereditária (HHT; síndrome de Osler-Weber-Rendu): Trata-se de uma síndrome autossómica dominante com anomalias nas paredes dos vasos sanguíneos que provocam telangiectasias em todo o corpo. A hemorragia destas telangiectasias ocorre no trato gastrointestinal, no nariz, noutras superfícies mucosas e na pele. As hemorragias pulmonares também podem ser um problema. São caraterísticas as lesões "tipo amora" na mucosa oral e as telangiectasias cutâneas (sobretudo nas mãos). Não existe tratamento para a HHT propriamente dita. É necessária uma suplementação de ferro para repor o ferro perdido devido às hemorragias crónicas.

1.4.2: Manifestações dos distúrbios primários da hemostase:

Hemorragias imediatas após traumatismos, cortes e intervenções cirúrgicas ou dentárias.

Hemorragia mucocutânea: Petéquias, nódoas negras fáceis, epistaxe (hemorragias nasais), sangramento das gengivas, fezes hemopositivas, hematúria e menorragia (hemorragia menstrual intensa). Causas das deficiências da hemostase primária:

1- Trombocitopenia
2- Perturbações hereditárias da função plaquetária: síndrome de Bernard-Soulier, síndrome de Glanzmann
3- Trombastenia, deficiência do pool de armazenamento
4- Doença de Von Willebrand
5- Medicamentos: Aspirina, ticlopidina, clopidogrel, antibióticos (penicilinas, cefalosporinas), anti-histamínicos, supressores da tosse (guaifenesina) e muitos outros
6- Perturbações adquiridas da função plaquetária: mielodisplasia, aumento

dos produtos de degradação da fibrina

1.4.3: Manifestações das perturbações secundárias da hemostase:

- Hemorragia retardada após cortes ou ferimentos.
- Hemorragias profundas dos tecidos moles
- Hemorragias intracranianas
- Menorragia

Causas dos distúrbios secundários da hemostase:

1- Hemofilia: redução hereditária dos factores de coagulação ou produção de factores de coagulação anormais

2- Redução do fibrinogénio

3- Doença hepática

4- Medicamentos à base de varfarina: interferem com a síntese dos factores de coagulação dependentes da vitamina K

5- Produtos de degradação da fibrina (também prejudicam a função das plaquetas sanguíneas)

1.4.4:Perturbações hereditárias da coagulação sanguínea:

Existe um grande número de doenças hereditárias da coagulação, mas apenas três delas são relativamente comuns: a DvW, a deficiência do fator VIII (hemofilia A) e a deficiência do fator IX (hemofilia B; doença de Christmas). Todas as outras são raras. É fundamental conhecer as manifestações clínicas, os padrões de hereditariedade, os testes de diagnóstico e o tratamento destas três doenças.

1.4.4.1: Hemofilia:

A hemofilia é uma doença hereditária da cascata de coagulação. A deficiência do fator VIII (hemofilia A) é de longe a mais comum (~85% dos casos). Em segundo lugar está a deficiência do fator IX (hemofilia B) (~15%), todas as outras são raras. A incidência da hemofilia A nos Estados Unidos está estimada em 1 por cada 5.000 a 10.000 nascimentos do sexo masculino; a incidência da hemofilia B é de cerca de 1 por cada 30.000 nascimentos do sexo masculino. A hemofilia A e B são ambas herdadas de uma forma recessiva ligada ao X: as mulheres são portadoras, os homens desenvolvem a doença. Todas as outras deficiências de factores são herdadas de forma autossómica recessiva. A deficiência de fator XI (por vezes referida como hemofilia C) é a terceira doença hereditária mais comum dos factores de coagulação, mas é muito menos comum do que a deficiência de fator VIII ou IX. Nos Estados Unidos, a deficiência de fator XI é mais comum nos judeus Ashkenazi (de origem europeia oriental). É importante notar que nem todas as deficiências de factores de coagulação conduzem a hemorragias clínicas. Uma deficiência do fator XII, por exemplo, leva a um prolongamento dramático do PTT, mas não a uma tendência hemorrágica. Uma deficiência do fator XI está associada a uma tendência hemorrágica em cerca de metade dos casos. A melhor indicação da probabilidade de hemorragia nestes doentes é a história clínica. A deficiência de fator V leva a uma tendência hemorrágica que é frequentemente surpreendentemente baixa. Uma deficiência dos outros factores de coagulação leva a uma tendência para a hemorragia.

1.4.5: Perturbações adquiridas da hemostase primária:

1.4.5.1: Inibidores da agregação plaquetária:

Provavelmente, a deficiência adquirida mais comum da função plaquetária são os inibidores da agregação plaquetária. Pensamos principalmente na aspirina e noutros medicamentos anti-inflamatórios não esteróides que prejudicam a função plaquetária através da inibição da enzima ciclo-oxigenase. No entanto, existe uma longa lista de outros medicamentos que podem inibir a função plaquetária, incluindo antibióticos (penicilinas, cefalosporinas), anti-histamínicos, supressores da tosse (guaifenesina) e muitos outros.

1.4.5.2: Outros:

A disfunção plaquetária também pode ocorrer na doença hepática. A etiologia é provavelmente multifatorial. Os doentes que foram submetidos a bypass cardiopulmonar também apresentam disfunção plaquetária; as plaquetas são parcialmente activadas e libertam os seus grânulos à medida que passam pela bomba de bypass, ficando assim esgotadas ou depletadas. Esta situação mantém-se durante cerca de 2 a 3 dias após a operação. Se ocorrerem hemorragias significativas nesta situação, devem ser efectuadas transfusões de plaquetas.

1.4.6: Perturbações adquiridas da hemostase secundária:

1.4.6.1: Doença hepática:

A doença hepática é uma causa comum de coagulopatia. A etiologia é multifatorial: síntese reduzida de factores de coagulação, anticoagulantes e plasminogénio; depuração prejudicada de factores de coagulação activados; varizes esofágicas; trombocitopenia; má absorção de vitamina K e outros. Tanto o TP como o PTT estão elevados; o TP é uma das medidas mais sensíveis da função de síntese hepática.

1.4.6.2: Coagulação intravascular disseminada:

A coagulação intravascular disseminada, também conhecida como coagulopatia de consumo ou síndrome de desfibrinação, é uma causa comum de

Coagulopatia em doentes hospitalizados. A coagulação intravascular disseminada é heterogénea em termos de etiologia, fisiopatologia e manifestações clínicas. O espetro clínico varia de hemorragia assintomática a hemorragia florida de todos os orifícios a trombose em vasos grandes e/ou pequenos e um quadro misto que pode incluir todas ou parte das manifestações acima mencionadas. Na CIVD, há uma ativação patológica da cascata de coagulação (conversão de fibrinogénio em fibrina pela trombina) e da fibrinólise (ativação do plasminogénio em plasmina com digestão de fibrina, fibrinogénio e outros factores de coagulação). [9]

1.5: Anatomia do fígado:

O fígado, a maior glândula do corpo, tem secreções externas e internas que se formam nas células hepáticas. Depois de passar pelos capilares biliares, a sua secreção externa, a bílis, é recolhida pelos canais biliares, que se unem como os galhos e ramos de uma árvore para formar dois grandes canais que, em conjunto, formam o ducto hepático. A bílis é transportada para a vesícula biliar através do ducto da vesícula biliar ou diretamente para o duodeno através do ducto biliar comum, onde ajuda a digestão. As secreções internas são utilizadas para metabolizar substâncias azotadas e que contêm hidratos de carbono, que são absorvidas pelo intestino e transportadas para o fígado através da veia porta. Os hidratos de carbono são armazenados nas células do fígado sob a forma de glicogénio, que é excretado diretamente na corrente sanguínea sob a forma de açúcar. Algumas das células que revestem os capilares sanguíneos do fígado estão envolvidas na destruição dos glóbulos vermelhos. Localiza-se na parte superior e direita da cavidade abdominal, ocupa quase todo o hipocôndrio direito e a maior parte do epigástrio, estendendo-se frequentemente para o hipocôndrio esquerdo até à linha mamilar. Nos homens, pesa entre 1,4 e 1,6 kg e, nas mulheres, entre 1,2 e 1,4 kg. No feto é proporcionalmente muito maior do que no animal adulto, perfazendo cerca de um dezoito avos no feto e cerca de um décimo no animal adulto.

Este último corresponde a cerca de um trigésimo sexto do peso corporal total. O maior diâmetro transversal é de 20 a 22,5 cm. Verticalmente, mede cerca de 15 a 17,5 cm junto à sua superfície lateral ou direita, enquanto o seu maior diâmetro antero-posterior se situa ao nível da extremidade superior do rim direito e é de 10 a 12,5 cm. No lado oposto à coluna vertebral, a circunferência diminui da frente para trás para cerca de 7,5 cm. A sua consistência é a de um sólido mole; é friável, facilmente rompível e altamente vascularizado; a sua cor é castanho-avermelhada escura e a sua gravidade específica é de 1,05. Para se obter uma ideia correta da sua forma, deve ser endurecido *in situ,* e então terá a aparência de uma cunha com a sua base orientada para a direita e o seu bordo fino para a esquerda. Symington descreve a sua forma como a de um "prisma triangular de ângulo reto com um ângulo reto arredondado".[10]

1.6: Fisiologia do fígado:

O fígado é o maior órgão interno do corpo e representa cerca de 2,5 % do peso corporal de um adulto. Em repouso, recebe 25 % do débito cardíaco através da veia porta hepática e da artéria hepática. A veia porta hepática transporta os nutrientes absorvidos do trato gastrointestinal para o fígado, que absorve, armazena e distribui nutrientes e vitaminas. O fígado desempenha um papel importante na manutenção dos níveis de açúcar no sangue. Também regula os lípidos sanguíneos circulantes através da quantidade de lipoproteínas de muito baixa densidade (VLDL) que segrega. Muitas das proteínas plasmáticas circulantes são sintetizadas pelo fígado. Para além disso, o fígado absorve inúmeros compostos tóxicos e medicamentos a partir da circulação portal. Está bem equipado para metabolizar medicamentos e substâncias tóxicas. O fígado serve também como órgão excretor de pigmentos biliares, colesterol e fármacos. Por fim, desempenha importantes funções endócrinas.

1.6.1: O importante papel do fígado:

1. A sinusoide hepática é revestida por células sinusoidais (células endoteliais), células de Kupffer e células de armazenamento de gordura (também conhecidas como células satélite ou células Ito), que desempenham importantes funções metabólicas e protegem o fígado.
2. O fígado desempenha um papel importante na manutenção dos níveis de açúcar no sangue e na metabolização de medicamentos e substâncias tóxicas.

3. O fígado tem uma capacidade de regeneração notável.
4. O fígado é extremamente importante para manter um fornecimento adequado de nutrientes para o metabolismo.
5. O fígado sintetiza a glicose a partir de fontes não hidratos de carbono, um processo conhecido como gluconeogénese.
6. O fígado é o primeiro órgão a reagir às alterações dos níveis de insulina no plasma.
7. O fígado é um dos principais órgãos envolvidos na síntese de ácidos gordos.
8. O fígado ajuda a excretar o colesterol do organismo.
9. O fígado é um local de armazenamento de vitaminas lipossolúveis e de ferro.
10. O fígado modifica o efeito das hormonas que são libertadas por outros órgãos.(11)

1.7: Patologia do fígado:

1.7.1: Trombocitopenia e disfunção plaquetária:

Pode ocorrer trombocitopenia ligeira a moderada (contagem de plaquetas entre 50 000 e 150 000 por ml) tanto na insuficiência hepática crónica como na aguda.

Em doentes com cirrose hepática, pensa-se que a principal causa de trombocitopenia é o aumento do sequestro de plaquetas no baço devido a esplenomegalia congestiva. Foi levantada a hipótese de que a produção reduzida de trombopoietina (tpo) pelo fígado doente contribui para a baixa contagem de plaquetas em doentes com insuficiência hepática crónica ou aguda. No entanto, tanto a diminuição, como o aumento e a

Foram relatados níveis normais de tpo no plasma em doentes com insuficiência hepática crónica. Uma publicação recente demonstrou que o regresso a uma contagem normal de plaquetas após um transplante hepático foi acompanhado por um aumento dos níveis plasmáticos de tpo e que as contagens de plaquetas periféricas aumentaram independentemente do tamanho do baço, sugerindo, de facto, que a redução da produção de plaquetas como consequência de níveis baixos de tpo pode ser uma causa importante de contagens baixas de plaquetas na doença hepática em fase terminal. Foi observada uma semi-vida reduzida das plaquetas em alguns doentes, podendo estar envolvidos mecanismos auto-imunes. Em doentes com cirrose induzida pelo álcool, a redução da contagem de plaquetas pode também ser uma consequência da deficiência de ácido fólico ou da redução da produção de plaquetas devido aos efeitos tóxicos diretos do etanol na megacariocitopoiese. Outra causa suspeita de trombocitopenia na doença hepática é a presença de coagulação intravascular disseminada (CID) crónica (de baixo grau). No entanto, a presença de CID em doentes com insuficiência hepática é ainda controversa.

A disfunção plaquetária ocorre frequentemente em doentes com doença hepática crónica ou aguda. Foi demonstrado que a agregação plaquetária in vitro em resposta ao ADP, ao ácido araquidónico, ao colagénio e à trombina está diminuída. A interação entre as plaquetas e as paredes dos vasos, que foi estudada em condições de fluxo, também se revelou prejudicada. A deficiência da agregação pode ser causada por mecanismos de transdução de sinalização plaquetária defeituosos, por uma deficiência adquirida nas reservas de armazenamento e por níveis reduzidos de ácido araquidónico (que é necessário para a produção de tromboxano A 2) na membrana plaquetária. Para além disso, o aumento da produção de prostaciclina e de óxido nítrico (ambos potentes inibidores das plaquetas) pelas células endoteliais pode contribuir para a deterioração da função plaquetária in vivo. Finalmente, a interação plaquetas-parede do vaso pode ser prejudicada em doentes com doença hepática devido à proteólise dos receptores de plaquetas pela plasmina ou devido à redução do hematócrito.[(12)]

1-8 Estudos recentes que avaliam o mecanismo hemostático em doentes com doença hepática:

No estudo Avaliação das disfunções plaquetárias adquiridas em doentes urémicos e cirróticos utilizando o analisador de função plaquetária (PFA-100): Influência da elevação do hematócrito, realizado por G Escolar, A Cases, M Vinas, M Pino, J Calls, I Cirera e A Ordinas no *Servicio de Hemoterapia y Hemostasia, Hospital Clinic*, Espanha, Barcelona Os doentes com doença renal terminal ou cirrose avançada desenvolvem distúrbios hemorrágicos caracterizados por uma interação deficiente das plaquetas com o subendotélio danificado. A anemia associada a ambos os quadros clínicos tem uma influência negativa na hemostase. Investigámos as alterações da função plaquetária em doentes com doença renal terminal (n=21) ou cirrose hepática (n=20) utilizando técnicas agregométricas padrão e o analisador de função plaquetária recentemente desenvolvido (PFA-100). Foi também analisada a influência do hematócrito baixo.
Conceção e métodos: A capacidade hemostática das plaquetas foi testada no PFA-100 utilizando sangue citratado e cartuchos padrão contendo colagénio-ADP (COL-ADP) ou colagénio-epinefrina (COL-Epi). A influência hemodinâmica do hematócrito foi também avaliada em alíquotas de sangue em que o hematócrito foi experimentalmente aumentado através da adição de glóbulos vermelhos do mesmo doente.
Resultados: Os estudos de agregação revelaram respostas anómalas a vários agonistas em ambos os grupos de doentes. Os tempos de fecho determinados com o PFA-100 para amostras de sangue de controlo foram de 87+/-3 segundos para o COL-ADP e de 113+/5 segundos para os cartuchos COL-EPi. Em doentes uracémicos e cirróticos com um hematócrito médio de 0,26 e 0,27, respetivamente, os tempos de fecho foram significativamente mais longos (139+/-12 e 125+/-14 segundos, respetivamente, com COL-ADP e 194+/-29 e 151+/-15 segundos,

respetivamente, com cartuchos COL-Epi). A
Um aumento de 5% no hematócrito resultou numa redução do tempo de fecho para 111+/-7 segundos (COL-ADP) e 143+/-14 segundos (COL-Epi) no grupo uraémico e para 86+/-4 segundos (COL-ADP) e 115+/-16 segundos (COL-Epi) no grupo cirrótico. Os nossos estudos confirmam a disfunção plaquetária em doentes uraémicos e cirróticos.
Avaliação e conclusões: O dispositivo PFA-100 revelou-se útil para testar alterações na hemostase primária nestas doenças adquiridas e foi suficientemente sensível para detetar alterações na hemostase causadas por um aumento do hematócrito. Os testes agregométricos convencionais foram capazes de identificar a anomalia plaquetária intrínseca nas doenças ureémicas e cirróticas, enquanto o dispositivo PFA-100 pareceu ser mais sensível na deteção do efeito negativo da redução do hematócrito. (13)

Em um estudo realizado pelo Dr. Rodman B. Finkbiner, Dr. Joseph J. McGovern, Dr. Robert Goldstein e Dr. John P. Bunker em Boston, Massachusetts, EUA, sobre defeitos de coagulação na doença hepática e a resposta à transfusão durante procedimentos cirúrgicos, foi efectuado um estudo de coagulação em vinte e um doentes com doença hepática, um doente com iterícia obstrutiva e três doentes com hipertensão portal extra-hepática. Verificou-se que o defeito de coagulação na doença hepática é um defeito múltiplo que envolve plaquetas, globulina aceleradora, protrombina, proconvertina, PTC e possivelmente outros factores tromboplásticos não identificados do soro e do plasma. O grau de comprometimento correspondia aproximadamente à gravidade da doença hepática. Observou-se fibrinólise de graus variáveis em 20% dos doentes, geralmente com níveis normais de fibrinogénio, e em mais 25% desenvolveu-se atividade fibrinolítica durante a cirurgia. O tempo de protrombina provou ser o melhor teste de rastreio disponível para avaliar o mecanismo de coagulação do plasma nestes doentes. A depressão das plaquetas não foi necessariamente paralela à depressão dos outros factores de coagulação. As anomalias graves da coagulação plasmática foram

A utilização combinada de sangue fresco e de sangue armazenado corrigiu parcialmente a situação. Concluiu-se que a superioridade do sangue fresco em relação ao sangue armazenado em bancos se deveu em grande parte à maior concentração de globulina aceleradora e à viabilidade das plaquetas no sangue fresco. [14]

No estudo sobre coagulação e fibrose na doença hepática crónica. Fornecido por Calvaruso V, Maimone S, Gatt A, Tuddenham E, Thursz M, Pinzani M, Burroughs AK.in Liver Transplantation and Hepatobiliary Unit, Royal Free Hospital, Pond Street, London, UK. Verificou-se que as células satélites hepáticas (HSCs) são recrutadas para o local da lesão como parte do mecanismo de reparação do tecido hepático e que as suas alterações reflectem a estimulação parácrina por todos os tipos de células vizinhas, incluindo as células endoteliais sinusoidais, as células de Kupffer, os hepatócitos, as plaquetas e os leucócitos. A trombina converte o fibrinogénio circulante em fibrina, promove a agregação plaquetária, é um potente ativador das células endoteliais, actua como quimioatractor das células inflamatórias e é um mitogénio e quimioatractor dos fibroblastos e das células musculares lisas vasculares. A maior parte dos efeitos celulares desencadeados pela trombina são mediados por uma família de receptores acoplados à proteína G amplamente distribuídos, os chamados receptores activados por proteases (PAR). Todos os membros conhecidos da família PAR estimulam a proliferação/ativação celular numa linha de HSC de rato. Os receptores de trombina são constitutivamente expressos no fígado, e a sua expressão aumenta paralelamente à gravidade e/ou duração da doença hepática. Em estudos humanos, verificou-se que os factores de risco trombótico estão independentemente associados à extensão da fibrose; a gravidade da doença hepática associada ao vírus da hepatite C (VHC) parece ser menor em doentes com hemofilia do que em doentes apenas com VHC. Vários estudos, na sua maioria realizados em modelos de ratos,

demonstram que os anticoagulantes ou os agentes antiplaquetários previnem a necrose e a fibrose hepáticas actuando sobre as HSC. Estes Os medicamentos podem ser utilizados como terapêutica em doentes com doença hepática crónica e devem ser iniciados estudos específicos. [(15)]
No estudo sobre plaquetas e testes de função plaquetária na doença hepática. Fornecido por Hugenholtz GG, Porte RJ, Lisman T. em Groningen, Países Baixos. Foi estabelecido que as alterações na contagem e função das plaquetas são comuns em doentes com doença hepática. Dados recentes têm questionado a contribuição destas alterações para as complicações hemorrágicas nestes doentes. Os testes modernos da função plaquetária revelaram mecanismos compensatórios para a redução da contagem e da função plaquetárias, sendo o mecanismo compensatório mais proeminente um nível acentuadamente elevado da proteína adesiva do fator de von Willebrand. Consequentemente, os testes padrão para o diagnóstico da função plaquetária parecem ser pouco adequados para prever complicações hemorrágicas em pacientes com doença hepática. Este artigo descreve o papel das anomalias plaquetárias e o potencial dos testes de função plaquetária em doentes com doença hepática. [(16)]

No estudo sobre alterações hemostáticas na doença hepática. Fornecido por Ton Lisman, Frank W.G. Leebeek no University Medical Centre Utrecht, Utrecht, University Medical Centre Groningen, Groningen, e University Medical Center, Roterdão, Países Baixos. Descobriu que, na maioria dos doentes com insuficiência hepática aguda ou crónica, se observam alterações extensas em todas as vias metabólicas envolvidas na hemostase. Estas alterações hemostáticas afectam tanto as vias pró-hemostáticas como as anti-hemostáticas, pelo que o resultado líquido do desequilíbrio hemostático não é claro. Embora seja geralmente aceite que os doentes com doença hepática têm uma tendência hemorrágica relacionada com a hemostase, este conceito tem sido contestado na literatura recente. Embora os problemas hemorrágicos nos doentes com doença hepática sejam óbvios, os episódios hemorrágicos mais relevantes do ponto de vista clínico, ou seja, as hemorragias provocadas pela rutura de varizes ou úlceras, devem-se a anomalias vasculares e à hipertensão portal e não a um sistema hemostático anormal.

Além disso, os doentes com doença hepática sofrem ocasionalmente de trombose da veia porta ou da artéria hepática, que se deve em parte à hipercoagulação. Além disso, uma grande parte dos doentes com doença hepática submetidos a transplante hepático pode atualmente ser submetida a este importante procedimento cirúrgico, que está associado a desafios hemostáticos significativos, sem transfusão de produtos sanguíneos. Por conseguinte, o recente debate sobre a presença de um defeito hemostático importante em doentes com doença hepática parece justificado. Este artigo analisa as alterações hemostáticas que ocorrem na insuficiência hepática aguda e crónica, os testes de hemostase e a reversão da coagulopatia nestes doentes.(17)

1.9: Hipótese:

Relatórios clínicos, análises laboratoriais e registos médicos de todo o mundo mostram claramente que a doença hepática conduz a distúrbios de coagulação e a um aumento da hemorragia, especialmente durante cirurgias de grande porte. Suspeita-se que a diminuição das crises dos doentes e os frequentes episódios dolorosos graves e internamentos hospitalares estejam relacionados com perturbações da coagulação.

O objetivo é investigar se esta conclusão também se aplica a pacientes sudaneses com doença hepática.

1.10: Justificação:

A doença hepática é um importante problema de saúde pública que tem um grande impacto tanto nos indivíduos como na sociedade. A doença hepática está também associada a uma elevada taxa de mortalidade.

Investigações recentes sugerem que os doentes que sofrem de doença hepática podem ser capazes de estimular perturbações hemostáticas. Deficiência de coagulação, disfunção plaquetária e trombocitopenia em resultado de anomalias dos hepatócitos causadas por doença hepática. Os doentes apresentam anomalias variáveis no TP, no TTPA e na contagem de plaquetas, e alguns não apresentam alterações em relação à linha de base. Os relatórios hospitalares indicam que os doentes com doença hepática

com o objetivo de reduzir o tempo de hospitalização ou de internamento. O estudo investiga, por conseguinte, em que medida os doentes com doença hepática se protegem contra as perturbações da coagulação. Vários outros estudos recentes chegaram a conclusões semelhantes. São necessários mais estudos, mas este é um novo domínio de investigação prometedor.

1.11: Objectivos:

1.11.1: Objectivos gerais:

Avaliação do mecanismo hemostático em doentes com doença hepática no hospital universitário de Cartum, estudo de caso.

1.11.2: Objectivos específicos:

1. Estimativa da doença hepática do doente para o fator de eficiência.
2. Avaliar a função e a contagem de plaquetas em doentes com doença hepática.
3. Comparação entre métodos convencionais e modernos para o diagnóstico de anomalias da coagulação.
4. Verificar se outros factores, como as caraterísticas do doente - idade, sexo, caraterísticas clínicas - podem exacerbar as anomalias do mecanismo hemostático em doentes com doença hepática.
5. Estimativa da doença hepática do doente em termos de anomalias extrínsecas, intrínsecas e das vias comuns.

CAPÍTULO 2 MATERIAL E MÉTODOS

2.1: Estrutura do estudo:

Foi realizado um estudo analítico de caso-controlo para avaliar o mecanismo hemostático em doentes com doença hepática no hospital universitário de Cartum, onde um grupo de doentes com doença hepática foi avaliado em termos de TP, TTPA e contagem de plaquetas e comparado com indivíduos saudáveis como controlo.

2.2: Área de estudo:

O estudo foi efectuado no Khartoum Teaching Hospital, uma vez que se trata de uma área central com um elevado número de casos.

2.3: População do estudo:

O TP, aPTT e a contagem de plaquetas foram analisados em doentes com doença hepática no Khartoum Teaching Hospital.

2.4: Amostragem:

Todos os doentes com doença hepática foram incluídos no estudo.

2.5: Critérios de inclusão:

Todos os doentes com um diagnóstico confirmado de doença hepática. Ambos os sexos, com idades compreendidas entre os 10 e os 70 anos.

2.6: Critérios de exclusão:

Todos os doentes que não tenham sido diagnosticados com doença hepática.

2.7: Dimensão da amostra:

Dada a conceção deste estudo, as amostras (casos) foram selecionadas por amostragem aleatória simples (amostragem probabilística).

A dimensão da amostra do estudo foi fixada em cinquenta (40) doentes com doença hepática e dez (15) indivíduos saudáveis como controlos.

2.8: Instrumento de recolha de dados:

Os dados foram recolhidos através de análises laboratoriais para determinar o TP, o TTPA e a contagem de plaquetas. Para além disso, a idade, o sexo, a história familiar, as caraterísticas clínicas e o tratamento foram recolhidos através de um questionário.

2.9: Analisar os dados:

Os dados recolhidos foram analisados utilizando o programa informático SPSS para determinar a média, o desvio padrão e a probabilidade (valor de p) entre os doentes e os controlos.

2.10: Considerações éticas:

Presume-se que todas as informações recebidas dos pacientes foram mantidas como dados de alta segurança e que as amostras ou resultados não foram autorizados.

Os participantes foram informados sobre o estudo e os eventuais riscos que poderiam ocorrer, nomeadamente quando se utiliza o método de inquérito.

Uma vez que parte da população do estudo é constituída por crianças, é pedido o consentimento dos pais.

2.11: Linha do tempo:

O estudo foi iniciado em novembro de 2009 e concluído em março de 2010. A amostragem demorou aproximadamente 45 dias (15 de dezembro de 2009 a 30 de janeiro de 2010), a análise da amostra demorou cinco (5) dias, a recolha e análise de dados demorou aproximadamente dez (10) dias e o relatório final foi preparado nos últimos cinco (5) dias.

2.13: Amostragem:

Foram colhidos 5 ml de sangue do doente, 2,5 ml foram colhidos num recipiente com anticoagulante citrato trissódico para obtenção de plasma para os testes PT e APTT e os outros 2,5 ml foram colhidos em EDTA para contagem de plaquetas.

2.14: Metodologia:

2.14.1: Técnica de recolha:

Requisito:

1. Recipiente de EDTA.
2. Recipiente de citrato trissódico.
3. Algodão.

4. Álcool (70%).
5. Seringas.
6. Um torniquete.

Procedimento:

1. O doente senta-se ou deita-se na vertical na mesa de exame.
2. O braço é colocado no apoio de braço de modo a que a veia afetada fique sob tensão e a sua mobilidade seja restringida.
3. A pele é limpa com etanol a 70 % e deixada a secar para evitar uma sensação de queimadura quando penetra na pele.
4. Aplica-se um torniquete no braço, suficientemente apertado para distender a veia, mas não tão apertado que cause desconforto. Em alternativa, pode ser aplicada uma braçadeira de tensão arterial e insuflada até à pressão diastólica, mas a utilização de um torniquete é geralmente mais rápida e fácil.
5. Os dados pessoais constantes dos formulários e das unidades de sangue são controlados.
6. São colhidos 5 ml de sangue da parte interna do braço.
7. O sangue é colhido em dois recipientes: 2,5 ml de sangue num recipiente com citrato trissódico a 3,2 % como anticoagulante e os outros 2,5 ml num recipiente com EDTA como anticoagulante. [18]

2.14.2: Contagem de plaquetas no sangue:

2.14.2.1: Princípio do sistema de análise automática:

A contagem dos elementos celulares na amostra de sangue é efectuada utilizando a técnica do cemitério de impendência. Esta técnica baseia-se na

Alteração da impedância de uma abertura calibrada imersa num eletrólito e que passa através de um circuito constante alimentado por dois eléctrodos de cada lado da abertura. Um vácuo aplicado no lado da abertura permite a passagem da célula. As células opõem o seu volume físico à passagem. É registado um impulso de tensão nas ligações dos eléctrodos. O nível deste impulso é proporcional ao volume da célula. O sistema inovador de deteção ótica está protegido por duas patentes registadas. Esta tecnologia, denominada OCHF (Optical Cytometer Hydro Focus Free), baseia-se num conceito único e inovador de um fluxo de amostra ativo e de um fluxo de amostra passivo que é introduzido na célula de fluxo sob pressão, servindo a bainha apenas para a manter. Este princípio permite introduzir uma grande quantidade de amostra e utilizar uma taxa de diluição elevada (permitindo a medição da hemoglobina com a mesma diluição). São gerados dois impulsos por cada célula que atravessa a zona de deteção ótica. Para a medição da perda axial (ALL) e para a medição da dispersão frontal (FSC). (6)

O resultado destes dois eixos de medição é uma matriz altamente diluída que não é capaz de identificar a população de leucócitos. As cinco partes diferentes são obtidas por análise ótica da matriz após exposição ao reagente lítico (padrão de bandas). O reagente destrói os eritrócitos e o seu estroma, forma o cromogénio da oxihemoglobina e a membrana dos glóbulos brancos para os manter num estado fechado e nativo. A hemoglobina é medida diretamente na câmara de leucócitos utilizando um espetrofotómetro a 555 nm. A hemoglobina é detectada através da formação de um cromogénio do tipo oxihemoglobina (técnica sem cianetos). Em cada ciclo de análise e durante a fase de arranque é efectuada uma medição de hemoglobina em branco. A análise dos leucócitos é efectuada por medição da impedância na câmara de contagem de leucócitos; os outros dez parâmetros são medidos por citometria de fluxo. A análise dos eritrócitos é efectuada

através da medição da impedância na câmara de contagem de glóbulos vermelhos e da análise dos índices de hemoglobina na câmara de glóbulos vermelhos, tal como acima descrito. São determinados sete parâmetros: Eritrócitos, HGB, HCT, MCV, MCH, MCHC, RDW, sendo calculados os índices eritrocitários. As plaquetas são analisadas através da medição da impedância na câmara de eritrócitos ao mesmo tempo que os eritrócitos, pelo que são determinados quatro parâmetros: Plaquetas, MPV, PDW, P-LCR. (19)

Procedimento:

1. As necessidades de reagentes foram verificadas.
2. O interrutor de alimentação foi ligado. A lavagem automática e o controlo de fundo são efectuados automaticamente e aparece a indicação "Vend" (Sell for analysis). Número da amostra: Introduzir premindo o número da amostra e, em seguida, introduzir o número da amostra. Em seguida, premir a tecla Enter. A amostra foi suficientemente misturada. O tubo foi introduzido na sonda de amostras e a tecla Iniciar foi premida neste estado. Quando o ecrã LCD indica a análise, o tubo é retirado. O aparelho efectua então uma análise automática e o resultado é apresentado no ecrã LCD. O resultado foi impresso. [20]

2.14.3: Tempo de protrombina:

O princípio:

O teste PT mede o tempo de coagulação do plasma na presença de uma concentração óptima de extrato de tecido (tromboplastina) e indica a eficiência global do sistema de coagulação extrínseco. Embora inicialmente se pensasse que o teste mede a protrombina, sabe-se agora que também depende das reacções com os factores V, VII e X, bem como da concentração de fibrinogénio do plasma.

Reagentes:

Amostras de plasma de doentes e de controlo:

O plasma pobre em plaquetas (PPP) do doente e do controlo é obtido conforme descrito acima. Note-se que o plasma armazenado a 4°C pode ter um TP encurtado devido à ativação do fator VII no frio.

Tromboplastina: As tromboplastinas eram originalmente extractos de tecidos obtidos de diferentes espécies e de diferentes órgãos que continham fator tecidular e fosfolípidos. Devido ao risco potencial de infecções virais e outras quando se manuseia o cérebro humano, este já não deve ser utilizado como fonte de tromboplastina. A maioria das tromboplastinas animais utilizadas atualmente são extractos de cérebro de coelho ou de pulmão de coelho. Um método laboratorial para a preparação de cérebro de coelho.

$CaCl_2$: 0,025 mol/l.

Método: Verter 0,1 ml de plasma num tubo de vidro colocado num banho de água e adicionar 0,1 ml de tromboplastina. Aguardar 1-3 minutos para permitir o aquecimento da mistura. Em seguida, adicionar 0,1 ml de CaCl2 aquecido e iniciar o cronómetro. Misturar o conteúdo do tubo e registar o ponto final. Efetuar o teste com o plasma do doente e o plasma de controlo em duplicado. Se for necessário testar várias amostras num lote, as amostras e os controlos devem ser preparados de forma adequada para eliminar o atraso. Algumas tromboplastinas contêm cloreto de cálcio. Neste caso, adiciona-se 0,2 ml de tromboplastina a 0,1 ml de plasma e inicia-se imediatamente a medição do tempo.

Impressão dos resultados: Os resultados são expressos como a média das medições em duplicado, em segundos, ou como a relação entre o tempo plasmático médio do doente e o tempo plasmático normal médio do controlo. O plasma de controlo é obtido de 20 homens e mulheres normais (que não estão grávidas nem tomam contraceptivos orais) e é calculado o TP normal médio logarítmico (LMNPT). Para mais pormenores e uma discussão sobre o significado do

Teste PTT de uma etapa para controlo de anticoagulantes orais, se os resultados puderem ser expressos em rácio normalizado internacional (INR).

Valores normais: Os valores normais dependem da tromboplastina utilizada, da técnica exacta e da realização de uma medição visual ou instrumental do ponto final. Para a maioria das tromboplastinas de coelho, o intervalo normal do PTT situa-se entre 11 e 16 segundos; para a tromboplastina humana recombinante é ligeiramente mais curto (10-12 segundos). Cada laboratório deve determinar o seu próprio intervalo normal.

2.14.4: Tempo de tromboplastina parcial activada:

Outras formas do teste APTT são o tempo de tromboplastina parcial com caulino (PTTK) e o tempo de coagulação caulino-cefalina (KCCT), que se referem aos métodos utilizados para efetuar o teste.

Princípio: O teste mede o tempo de coagulação do plasma após a ativação dos factores de contacto, mas sem a adição de tromboplastina tecidular, indicando assim a eficiência global da via intrínseca. A fim de normalizar a ativação dos factores de contacto, o plasma é primeiro pré-incubado durante um certo período de tempo com um ativador de contacto, como o caulino, a sílica ou o ácido elágico. Durante esta fase do teste, forma-se o fator XIIa, que cliva o fator XI em fator XIa, mas a coagulação não progride na ausência de cálcio. Após a recalcificação, o fator XIa ativa o fator IX e a coagulação inicia-se. É fornecido um fosfolípido normalizado para que o teste possa ser efectuado em PPP. O teste depende não só dos factores de contacto e dos factores VIII e IX, mas também das reacções com os factores X, V, protrombina e fibrinogénio. É igualmente sensível à presença de anticoagulantes (inibidores) circulantes e de heparina.

Reagentes: PPP do doente e um controlo.

Caulino: 5 g/l (qualidade laboratorial) em solução salina tamponada com barbitona, pH 7,4 . Adicionar algumas esferas de vidro para apoiar a ressuspensão. A suspensão é estável a

Temperatura ambiente. Podem também ser utilizados outros tensioactivos insolúveis, como a assílica, a celite ou o ácido elágico.

Fosfolípidos: Existem muitos reagentes disponíveis que contêm diferentes **fosfolípidos**.

CaCl2: 0,025 mol/l.

Procedimento: Misturar volumes iguais do reagente de fosfolípidos e da suspensão de caulino e deixar num tubo de vidro num banho de água a 37°C. Adicionar 0,1 ml de plasma a um novo tubo de vidro. Adicionar 0,2 ml da solução de caulino-fosfolípido, misturar o conteúdo e ligar o cronómetro ao mesmo tempo. Deixar a 37 °C durante 10 minutos e agitar ocasionalmente. Decorridos exatamente 10 minutos, adicionar 0,1 ml de CaCl2 previamente aquecido e iniciar um segundo cronómetro. Anotar o tempo necessário para a coagulação da mistura. Repetir o teste pelo menos uma vez, tanto com o plasma do doente como com o plasma de controlo. É possível efetuar quatro testes com intervalos de 2 minutos se estiverem disponíveis cronómetros suficientes

Impressão dos resultados: Registar os resultados como o valor médio dos tempos de coagulação emparelhados.

Intervalo normal: O intervalo normal situa-se geralmente entre 26 e 40 segundos. Os tempos reais dependem dos reagentes utilizados e da duração do tempo de pré-incubação, que varia de acordo com as recomendações do fabricante para os diferentes reagentes. Estas variáveis também alteram consideravelmente a sensibilidade do teste a defeitos menores ou moderados no sistema de ativação por contacto. Os laboratórios podem escolher as condições adequadas para atingir a sensibilidade pretendida. Cada laboratório deve calcular o seu próprio intervalo normal. [(6)]

CAPÍTULO 3 RESULTADO

Todos os doentes selecionados já tinham sido diagnosticados com doença hepática, o número total de participantes foi de 55, dos quais 40 eram adultos (doentes) com doença hepática e 15 eram adultos saudáveis (controlos) que não tinham doença hepática nem estavam a receber terapêutica nos últimos dois meses a partir da altura da recolha da amostra.

	Frequency	Percent %
Male	22	55
Female	18	45
Total	40	100

O quadro 3-1 apresenta a frequência específica por género

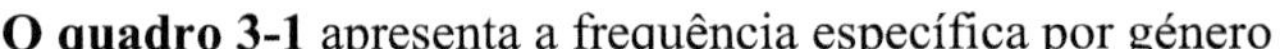

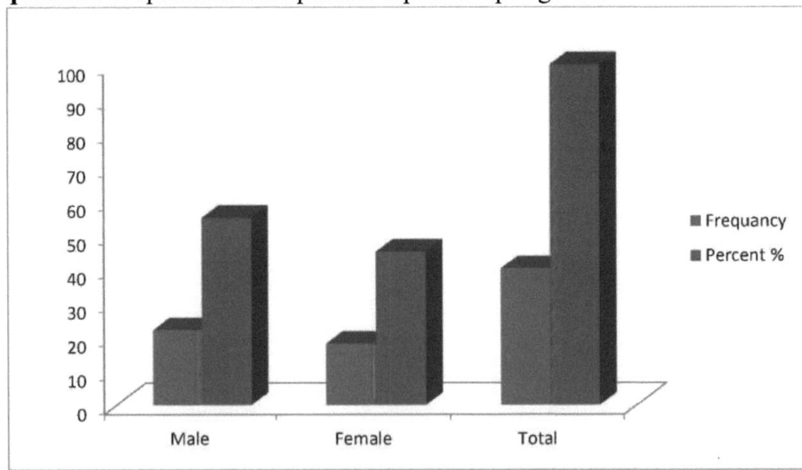

A Figura 3-1 mostra a frequência dos géneros

Blood group	Frequency	Percent %
A+ve	14	35
B+ve	9	22.5
O+ve	15	37.5
A-ve	1	2.5
B-ve	1	2.5
Total	40	100

A Tabela 3-2 mostra a frequência do grupo sanguíneo na população do estudo

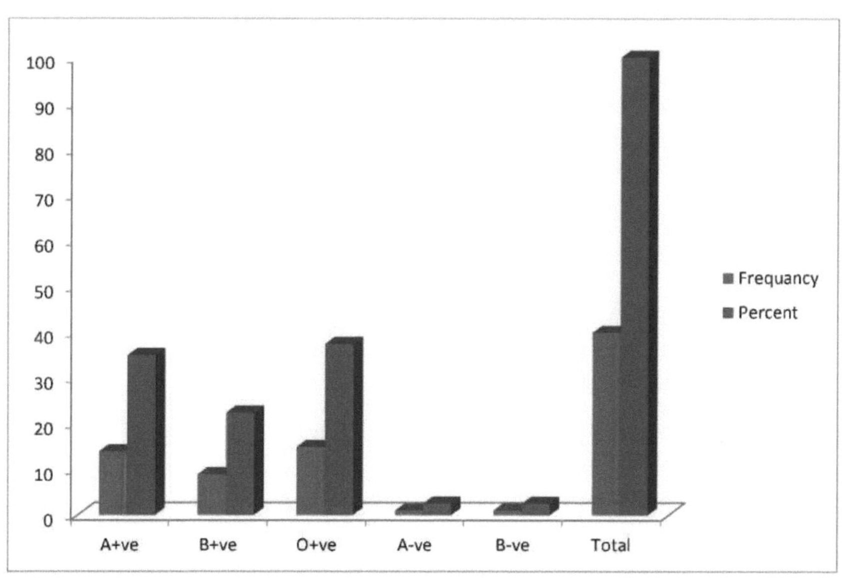

Figura 3-2 Frequência do tipo de sangue na população em estudo

	Frequency	Percent %
Married	29	72.5
Single	11	27.5
Total	40	100

A Tabela 3-3 mostra o estado civil da população estudada

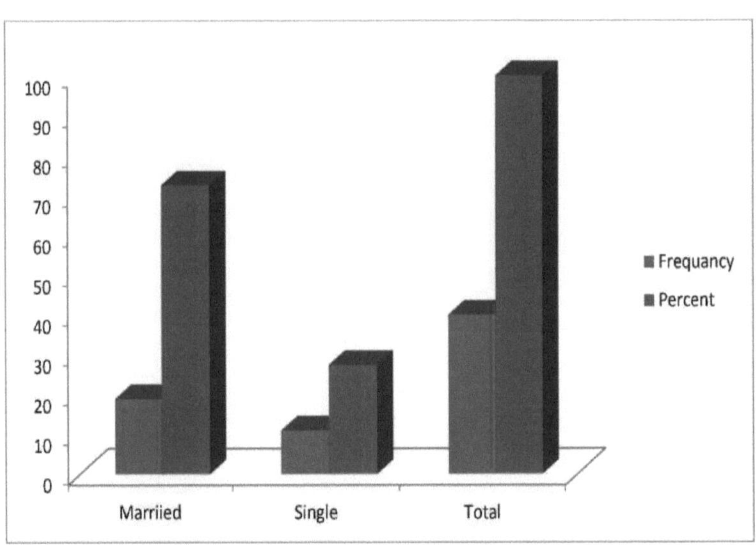

A Figura 3-3. mostra o estado civil da população em estudo

Other diseases	Frequency	Percent
Hypertensive	12	30
diabetes	7	17.5
renal failure	6	15
Total	25	62.2

O quadro 3-4 mostra a frequência de outras doenças associadas ao fígado Doença

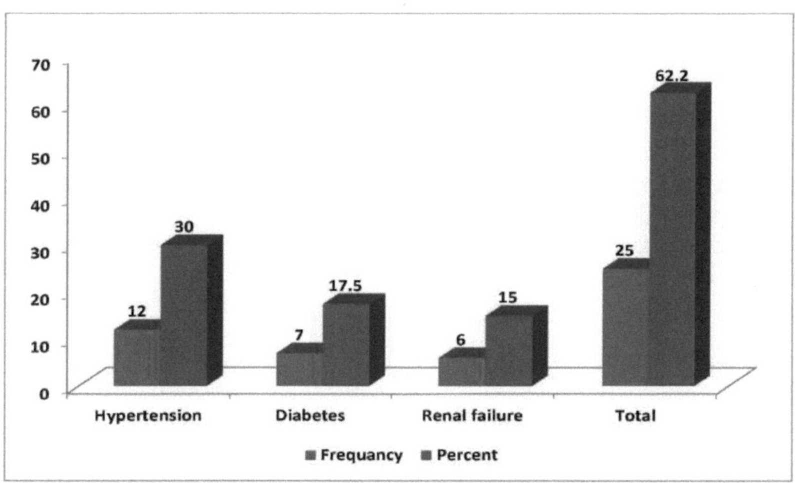

A figura 3-4 mostra a frequência de outras doenças associadas ao fígado Doenças

	N	Minimum	Maximum	Mean	SD
PT	40	12	45	17.5	6.6
PTT	40	26	65	39.8	9.3
Platelet counts	40	15	280	151.8	68
Age	40	25	77	49	14.2
INR	40	0.9	5.5	1.5	0.9
First diagnosis	40	1	84	14	17.7

A Tabela 3-5 apresenta estatísticas descritivas da idade, do momento do primeiro diagnóstico e da
Testes de coagulação na população estudada .

O quadro 3-6 apresenta comparações estatísticas dos testes de coagulação, primeiros testes de coagulação e
Diagnóstico e diferença de idade entre homens e mulheres na população estudada

Variable	Gender	N	Mean	SD
PT	Male	22	17	6.1
	Female	18	17	7.4
PTT	Male	22	39.2	9.1
	Female	18	40.4	9.8
Platelet count	Male	22	133	71.7
	Female	18	174	57.1
Age	Male	22	52	14.2
	Female	18	44	13.3
INR	Male	22	1.5	0.84
	Female	18	1.5	1.04
Diagnosis	Male	22	19.3	21.9
	Female	18	7.8	7.2

A Tabela 3-7 mostra o teste de hipótese estatística (nível de confiança de 95% e intervalo de confiança de 0,05) para homens e mulheres na população estudada (teste T de Student para amostras independentes).

	t	Sig. (2- tailed)
PT	.251-	.803
PTT	.410-	.684
Platelet count	2.005-	.052
Age	1.746	.089
INR	.091-	.928
First diagnosis	.1242	.040

A Tabela 3-8 mostra comparações estatísticas de testes de coagulação, primeiro diagnóstico e idade entre pessoas casadas e solteiras na população estudada.

Variable	Marital status	N	Mean	SD
PT	Married	29	18.6	7.4
	Single	11	14.5	1.8
PTT	Married	29	40.2	10.1
	Single	11	38.5	7.3
Platelet count	Married	29	154	67.2
	Single	11	146	73.4
Age	Married	29	54.5	11.9
	Single	11	34.9	9.7
INR	Married	29	1.6	1.06
	Single	11	1.2	0.20
First diagnosis	Married	29	14.2	15.4
	Single	11	14	23.6

A Tabela 3-9 mostra o teste de hipótese estatística (intervalo de confiança de 95% e intervalo de confiança de 0,05) para casados e solteiros na população do estudo (teste T de Student para amostra independente).

Variable	t	Sig. (2- tailed)
PT	1.792	.081
PTT	.502	.619
Platelet count	.329	.744
Age	4.907	.000
INR	1.424	.163

A Tabela 3-10 mostra as comparações estatísticas dos testes de coagulação, do diagnóstico inicial e da idade entre os doentes e os controlos na população estudada.

Variable	Group	N	Mean	SD
PT	Patient	40	17.5	6.6
	control	15	14	1.0
PTT	Patient	40	39.8	9.3
	control	15	32.9	4.1
counteletPlat	Patient	40	151.8	68.1
	control	15	226.3	33.6
Age	Patient	40	49	14.2
	control	15	25.4	7.4
INR	Patient	40	1.5	0.9
	control	15	1.0	0.1
First diagnosis	Patient	40	14	17.7
	control	15	-	-

A Tabela 3-11 mostra o teste de hipóteses estatísticas (intervalo de confiança de 95% e intervalo de confiança de 0,05) para os doentes e os indivíduos de controlo na população em estudo (testes T de Student para amostras independentes).

Variable	t	Sig. (2- tailed)
PT	2.029	0.048
PTT	2.736	0.008
Platelet count	-4.037	0.000
Age	6.120	0.000
INR	1.853	0.069

A Tabela 3-12 mostra a frequência da doença hepática na população estudada.

Liver disease	Frequency	Percent
Gall cholecystitis	2	5.0
Obstructive jaundice	5	12.2
Liver cirrhosis	10	25.0
HBV	15	37.5
HCV	6	15.0
liver metastasis	2	5.0
Total	40	100.0

A Figura 3-5 mostra a frequência da doença hepática na população estudada

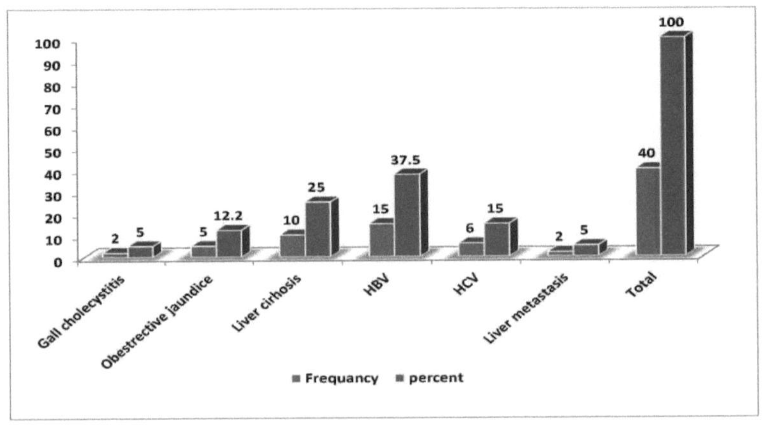

A **Tabela 3-13** mostra as comparações estatísticas dos testes de coagulação entre a colecistite biliar e o grupo de controlo na população estudada.

	Liver diseases	N	Mean	SD
PT	Gall cholecystitis	2	18.3	2.6
	control	15	14.0	1.03
PTT	Gall cholecystitis	2	32.0	8.4
	control	15	32.9	4.1
Platelet count	Gall cholecystitis	2	211.0	1.4
	control	15	228.3	33.6
INR	Gall cholecystitis	2	1.4	0.2
	control	15	1.08	0.1

A **Tabela 3-14** apresenta o teste de hipóteses estatísticas (nível de confiança de 95% e intervalo de confiança de 0,05) para a inflamação e controlo da vesícula biliar na população estudada (teste t de Student para amostras independentes).

coagulation tests	**t**	**Sig. (2- tailed)**
PT	4.7	0.000
PTT	-0.2	0.793
Platelet count	-0.6	0.540
INR	3.5	0.003

A **Tabela 3-15** apresenta as comparações estatísticas dos testes de coagulação entre a iterícia obstrutiva e o grupo de controlo na população estudada.

coagulation tests	Liver diseases	N	Mean	SD
PT	Obstructive jaundice	5	15.8	2.5
	Control	15	14.0	1.0
PTT	Obstructive jaundice	5	43.9	5.8
	control	15	32.9	4.1
Platelet count	Obstructive jaundice	5	202.6	28.5
	Control	15	226.3	33.6
INR	Obstructive jaundice	5	1.2	0.1
	Control	15	1.0	0.1

A Tabela 3-16 mostra o teste de hipóteses estatísticas (intervalo de confiança de 95% e intervalo de confiança de 0,05) para iterícia obstrutiva e controlo na população estudada (teste T de Student para amostra independente).

coagulation tests	t	Sig. (2- tailed)
PT	2.3	0.03
PTT	4.6	0.00
Platelet count	-1.4	0.17

A Tabela 3-17 apresenta as comparações estatísticas dos testes de coagulação entre os grupos de cirrose hepática e de controlo na população estudada.

coagulation tests	Liver diseases	N	Mean	SD
PT	Liver cirrhosis	10	21.1	9.4
	Control	15	14.0	1.03
PTT	Liver cirrhosis	10	36.3	12.4
	Control	15	32.9	4.1
Platelet count	Liver cirrhosis	10	112.2	59.6
	Control	15	226.3	33.6
INR	Liver cirrhosis	10	2.0	1.3
	Control	15	1.0	0.1

A Tabela 3-18 mostra o teste estatístico da hipótese (nível de confiança de 95% e intervalo de confiança de 0,05) de cirrose hepática e controlo na população do estudo (teste T de Student para amostras independentes).

coagulation tests	t	Sig. (2- tailed)
PT	2.9	0.008
PTT	1.004	0.3
Platelet count	-6.1	0.000
INR	2.8	0.01

coagulation tests	t	Sig. (2- tailed)
PT	1.8	0.08
PTT	3.5	0.002
Platelet count	-4.1	0.000
INR	1.4	0.163

A Tabela 3-19 apresenta as comparações estatísticas dos testes de coagulação entre os grupos VHB e controlo na população estudada.

A Tabela 3-20 mostra o teste estatístico da hipótese (nível de confiança de 95% e intervalo de confiança de 0,05) HBV e controlo na população estudada (teste T de Student para amostra independente).

coagulation tests	Liver diseases	N	Mean	SD
PT	HBV	15	17.2	6.7
	Control	15	14.0	1.0
PTT	HBV	15	41.8	8.9
	Control	15	32.9	4.1
Platelet count	HBV	15	147.0	66.4
	Control	15	226.3	33.6
INR	HBV	15	1.4	0.9
	Control	15	1.0	0.1

O quadro 3-21 apresenta as comparações estatísticas dos testes de coagulação entre

HCV e controlo na população estudada.

coagulation tests	Liver diseases	N	Mean	SD
PT	HCV	6	14.7	1.9
	Control	15	14.0	1.03
PTT	HCV	6	38.4	7.6
	Control	15	32.9	4.1
Platelet count	HCV	6	146.6	89.3
	Control	15	226.3	33.6
INR	HCV	6	1.3	0.1
	Control	15	1.0	0.1

A Tabela 3-22 mostra o teste estatístico da hipótese (nível de confiança de 95% e intervalo de confiança de 0,05) HCV e controlo na população estudada (teste T de Student para amostra independente).

coagulation tests	**t**	**Sig. (2- tailed)**
PT	1.04	0.3
PTT	2.1	0.04
Platelet count	-3.04	0.007
INR	2.9	0.008

O quadro 3-23 apresenta comparações estatísticas dos testes de coagulação entre

Metástases hepáticas e controlo na população estudada.

coagulation tests	**Liver diseases**	**N**	**Mean**	**SD**
PT	liver metastasis	2	13.7	0.3
	control	15	14.0	1.03
PTT	liver metastasis	2	43.5	2.1
	control	15	32.9	4.1
Platelet count	liver metastasis	2	215.0	7.07
	control	15	226.3	33.6
INR	liver metastasis	2	1.05	0.07
	control	15	1.08	0.1

A Tabela 3-24 mostra o teste estatístico da hipótese (confiança de 95% e intervalo de confiança de 0,05) de metástases hepáticas e controlo na população estudada (teste T de Student para amostras independentes).

coagulation tests	**t**	**Sig. (2- tailed)**
PT	-0.3	0.7
PTT	3.4	0.003
Platelet count	-0.4	0.6
INR	-0.3	0.7

A Tabela 3-25 mostra a frequência estatística do tipo de sangue entre os tipos de doença hepática na população estudada.

Blood group	Gall choleystitis	Obestructive jaundice	Liver cirrosis	HBV	HCV	Liver metastasis	Total
A+ve Count % of total	1 2.5%	2 5.0%	4 10.0%	6 15.0%	1 2.5%	0 0%	14 35.0%
B+ve Count % of total	0 0%	2 5.0%	2 5.0%	5 12.5%	0 0%	0 0%	9 22.5%
O+ve Count % of total	1 2.5%	1 2.5%	3 7.5%	4 10.0%	4 10.0%	2 5.0%	15 37.5%
A-ve Count % of total	0 0%	0 0%	0 0%	0 0%	1 2.5%	0 0%	1 2.5%
B-ve Count % of total	0 0%	0 0%	1 2.5%	0 0%	0 0%	0 0%	1 2.5%
Total Count % of total	2 5.o%	2 5.o%	10 25.0%	15 37.5%	6 15.0%	2 5.0%	40 100%

A Tabela 3-26 apresenta as comparações estatísticas dos testes de coagulação entre outras doenças associadas à doença hepática (hipertensão) e o controlo

na população estudada

coagulation tests	Other disease	N	Mean	SD
PT	Hypertension Control	12 15	18.8 14.0	7.1 1.0
PTT	Hypertension Control	12 15	40.5 32.9	10.1 4.1
Platelet count	Hypertension Control	12 15	141.0 226.3	71.4 33.6
INR	Hypertension Control	12 15	1.6 1.0	0.9 0.1

A Tabela 3-27 mostra o teste estatístico da hipótese (nível de confiança de 95% e intervalo de confiança de 0,05) de que outras doenças estão associadas ao fígado

doença (hipertensão) e controlo na população estudada. (Teste T).

coagulation tests	**t**	**Sig. (2- tailed)**
PT	2.56	0.01
PTT	2.66	0.01
Platelet count	-4.1	0.000
INR	2.18	0.03

A Tabela 3-28 apresenta as comparações estatísticas dos testes de coagulação entre outras doenças associadas à doença hepática (diabetes) e o grupo de controlo na população estudada.

coagulation tests	Other disease	N	Mean	SD
PT	Diabetes	7	20.5	11.5
	Control	15	14.0	1.0
PTT	Diabetes	7	43.2	11.6
	Control	15	32.9	4.1
Platelet count	Diabetes	7	147.7	72.8
	Control	15	226.3	33.6
INR	Diabetes	7	1.9	1.6
	Control	15	1.0	0.1

A Tabela 3-29 mostra o teste de hipóteses estatísticas (nível de confiança de 95% e intervalo de confiança de 0,05) para outras doenças associadas à doença hepática (diabetes) e o seu controlo na população estudada. (Teste T).

coagulation tests	t	Sig. (2- tailed)
PT	2.2	0.03
PTT	3.08	0.006
Platelet count	-3.5	0.002
INR	2.0	0.05

A Tabela 3-30 mostra as comparações estatísticas dos testes de coagulação entre outras doenças associadas à doença hepática (insuficiência renal) e o grupo de controlo na população estudada.

coagulation tests	Other disease	N	Mean	SD
PT	Renal failure	6	14.8	1.9
	Control	15	14.0	1.0
PTT	Renal failure	6	40.2	7.1
	Control	15	32.9	4.1
Platelet count	Renal failure	6	135.8	83.1
	Control	15	226.3	33.6
INR	Renal failure	6	1.2	0.2
	Control	15	1.0	0.1

A Tabela 3-31 mostra o teste de hipóteses estatísticas (intervalo de confiança de 95% e intervalo de confiança de 0,05) para outras doenças associadas à doença hepática (insuficiência renal) e o controlo na população do estudo. (Teste T).

coagulation tests	t	Sig. (2- tailed)
PT	1.17	0.2
PTT	2.98	0.008
Platelet count	-3.63	0.002
INR	2.65	0.01

CAPÍTULO 4 DEBATE

O presente estudo foi realizado com cinquenta e cinco (55) amostras de sangue de quarenta (40) doentes com doenças hepáticas internados no Khartoum Teaching Hospital (Estado de Cartum) e quinze (15) indivíduos saudáveis. No período de janeiro de 2010 a fevereiro de 2010, a população do estudo era constituída por doentes com doenças hepáticas, incluindo: duas colecistites (5%), cinco iterícia obstrutiva (13%), dez cirrose (25%), quinze HBV (38%), seis HCV (15%) e metástases hepáticas (5%). A distribuição do tipo de sangue na população do estudo foi a seguinte A+ve (35%), O+ve (38%), B+ve (23%), A-ve (3%) e B-ve (3%). O grupo sanguíneo com a maior frequência foi O+ve (38%) e a menor frequência foi B-ve (3%) e A-ve (3%). A frequência mais elevada do grupo sanguíneo entre os tipos de doença hepática foi A+ve na cirrose e a frequência mais baixa foi A-ve e B-ve no VHC e na cirrose.

A distribuição por género foi feminina (45%) e masculina (55%). O estado civil da população estudada era casado (72,2%) e solteiro (27,5%). Os resultados do presente estudo revelaram valores variáveis e comparáveis dos parâmetros hemostáticos nos seis grupos clínicos (colecistite biliar, iterícia obstrutiva, cirrose hepática, VHB, VHC e metástases hepáticas). O tempo de protrombina (TP) tendeu a estar prolongado na cirrose hepática (21,1), no VHB (17,2) e na colecistite biliar (18,3). Um resultado normal foi observado na iterícia obstrutiva (15,5%), VHC (14,7) e metástases hepáticas (13,7), mas a análise estatística mostra diferenças significativas nestes valores entre os doentes e o controlo (P.-< 0,05) para cirrose hepática (P = 0,008), HBV (P = 0,08), colecistite (P = 0,000) e iterícia obstrutiva (P = 0,03), mas não significativas (P. valor > 0,05) para HCV (P = 0,31) e metástases hepáticas (p =

0.07). O TTPA tendeu a estar prolongado no VHB (41,8), na iterícia obstrutiva (43,9) e nas metástases hepáticas (43,5). O resultado normal foi para a cirrose (36,3), colecistite (32,0) e VHC (38,4), mas a análise estatística mostrou diferenças significativas entre estes valores para o VHB (p = 0,002), iterícia obstrutiva (p = 0,000), VHC (p = 0,04) e metástases hepáticas (p = 0,003), mas sem diferenças significativas para a cirrose (p = 0,3) e colecistite (p = 0,7).

A contagem de plaquetas foi mais baixa na cirrose hepática (112,2), no HBV (147,0) e no HCV (146,6). O resultado normal foi observado na colecistite biliar (211,0), iterícia obstrutiva (202,6) e metástases hepáticas (215,0). No entanto, a análise estatística mostrou que as diferenças eram significativas para a cirrose hepática (p = 0,000), o VHB (p = 0,000) e o VHC (p = 0,007). No entanto, não se registaram diferenças significativas para a colecistite (p = 0,5), iterícia obstrutiva (p = 0,1) e metástases hepáticas (p = 0,6).

O TP-INR também apresentou valores anormais na cirrose hepática (2,0), no VHB (1,4) e na colecistite (1,4). Valores normais foram observados em iterícia obstrutiva (1,2), HCV (1,3) e metástases hepáticas (1,0). No entanto, a análise estatística revelou diferenças significativas destes valores entre doentes e controlos para a cirrose hepática (p = 0,01), colecistite (p = 0,003), iterícia obstrutiva (p = 0,03) e VHC (p = 0,008), mas sem valores significativos para o VHB (0,1) e metástases hepáticas (0,7).

Suspeito que as diferenças significativas no TP e no TTPA entre doentes e controlos se devam a células hepáticas anormais (lesão dos hepatócitos), uma vez que estas são responsáveis pela síntese dos factores de coagulação. A tendência para níveis baixos de plaquetas (trombocitopenia) pode dever-se ao facto de o fígado não produzir uma quantidade suficiente de hormona trombopoietina, que, por sua vez, estimula a produção de plaquetas a partir de precursores de megacariócitos na medula óssea. A deficiência de factores e a trombocitopenia conduzem ao risco de hemorragia.

Esta observação é apoiada pelo estudo sobre o tempo de protrombina prolongado, os níveis de fator VII e de FVII ativado na doença hepática crónica, realizado por (S. Grimaudo , A. Craxi , S. Gentile , T. Di Paolantonio , A. Vaccaro , G. Venezia ,L. Lo Coco, R. Savella , A. Usticano , F. Capone , G. Mariani . na Universidade de L'Aquila, Departamento de Medicina Interna e Saúde Pública, Largo Tommasi, 67100 L'Aquila, Itália).

Antecedentes: O tempo de protrombina é uma medida de avaliação funcional na cirrose, e os níveis de fator VII (FVII), que são críticos para determinar o tempo de protrombina, são determinados geneticamente.

Métodos: Investigámos o tempo de protrombina, um conjunto de variáveis hemostáticas sintetizadas pelo fígado (FII, FV, FVII e FVII ativado, AT e fibrinogénio) e dois polimorfismos do gene do FVII (5_F7 e 353R/Q) em (a) doentes com cirrose hepática (n = 118), (b) doentes com hepatite crónica (n = 102) e (c) controlos (n = 100): (a) doentes com cirrose hepática (*n* = 118), (b) doentes com hepatite crónica (*n* = 102) e (c) controlos (*n* = 100).

Resultados: O tempo de protrombina e os valores médios de FII, FV, FVIIc, FVIIa e AT diferiram estatisticamente entre os doentes cirróticos, os doentes com hepatite crónica e os controlos. A frequência alélica dos polimorfismos do FVII não diferiu entre os três grupos. Os poucos doentes (4,6 %) que eram homozigóticos para os alelos do tipo 2 apresentavam valores de FVIIc e FVIIa significativamente reduzidos. A análise, que foi realizada tendo em conta a classe de crianças e o genótipo do FVII, mostrou que os valores médios de FVIIc para os diferentes genótipos dentro de cada classe de crianças eram comparáveis, com exceção dos doentes que eram homozigóticos para o alelo tipo 1.

Conclusão: Os nossos resultados ajudam a explicar o achado, não raro, de um tempo de protrombina muito prolongado em doentes que, de outro modo, se encontram numa boa classe funcional. [(21)]

No presente estudo, os parâmetros hemostáticos dos doentes com doença hepática associada a outras doenças foram divididos em três grupos (doze hipertensos (30%), sete diabéticos (17,5%) e seis doentes com insuficiência renal (15%). O TP tendeu a estar prolongado no grupo de hipertensos (18,8) e no grupo de diabéticos (20,5). O TP normal foi observado no grupo de insuficiência renal (14,8). A análise estatística mostra diferenças significativas destes valores entre os doentes e o grupo de controlo na hipertensão ($p = 0,01$) e na diabetes ($p = 0,03$), enquanto que na insuficiência renal não se verificou qualquer resultado significativo do TP ($p = 0,2$).

O TTPA tendeu a estar elevado no grupo da diabetes (43,2), apenas nos grupos da hipertensão (40,0) e da insuficiência renal (40,0) o resultado do TTPA foi normal. A análise estatística mostrou diferenças significativas entre estes valores entre doentes e controlos no grupo da hipertensão ($p = 0,01$) e nos grupos da diabetes ($p = 0,006$) e da insuficiência renal ($p = 0,008$).

A contagem de plaquetas foi menor no grupo da hipertensão (141,0), na diabetes (147,7) e na insuficiência renal (135,8). A análise estatística revelou valores significativos em todos os grupos, na hipertensão ($p = 0,000$), na diabetes ($p = 0,002$) e na insuficiência renal ($p = 0,002$).

O RNI-PT apresentou valores anormais no grupo da hipertensão (1,6) e da diabetes (1,9) e valores normais na insuficiência renal (1,2). A análise estatística revelou valores significativos na hipertensão ($p= 0,03$) e na insuficiência renal ($p= 0,01$) e valores não significativos na diabetes ($p= 0,05$).

A comparação entre os parâmetros hemostáticos masculinos e femininos não revelou diferenças significativas entre homens e mulheres ($p > 0,05$).

A comparação entre casados e solteiros para os parâmetros hemostáticos não mostrou diferenças significativas entre casados e solteiros ($p > 0,05$).

CONCLUSÃO

O estudo foi realizado no hospital universitário de Cartum, durante o período de outubro de 2009 a março de 2010, o número total da população do estudo foi de 55, 40 dos quais eram doentes com doenças hepáticas e 15 eram pessoas saudáveis. A distribuição das doenças hepáticas entre os doentes foi a seguinte: cirrose hepática (25%), colecistite biliar (5%), iterícia obstrutiva (13%), hepatite B (38%), hepatite C (15%) e metástases hepáticas (5%).

Com base na classificação dos grupos sanguíneos dos doentes, verifica-se que a doença hepática é mais frequente em pessoas do grupo sanguíneo O+ve (38%), A+ve (35%), B+ve (23%), B-ve (3%), A-ve (3%). Os homens são mais frequentemente afectados pela doença hepática do que as mulheres, sendo 55% dos doentes do sexo masculino e 45% do sexo feminino.

É evidente que as doenças eram comuns entre os doentes casados, em que 72,5% deles eram afectados pelas doenças, por oposição a 27,5% dos doentes solteiros. Verificou-se uma variação considerável nos parâmetros hemostáticos entre os doentes com doenças hepáticas, mesmo dentro dos diferentes grupos clínicos, em que se registou um prolongamento significativo do tempo de protrombina nos doentes com cirrose hepática (valor de p 0,008), colecistite (valor de p 0,00), iterícia obstrutiva (valor de p 0,03). e o tempo de tromboplastina parcial activada em doentes com o vírus da hepatite B (p-valor 0,002), iterícia obstrutiva (p-valor 0,000), hepatite C (p-valor 0,04) e metástases hepáticas (p-valor 0,003).e o número de plaquetas em doentes com cirrose hepática (p-valor 0,000), hepatite B (p-valor 0,000), hepatite C (p-valor 0,007) e, finalmente, os valores INR em doentes com cirrose hepática (p-valor 0,01) , inflamação da vesícula biliar (p-valor 0,003) , iterícia obstrutiva (p-valor 0,003) e hepatite C (p-valor 0,008) .

Por último, o estudo conclui que existe uma ligação significativa entre as doenças do fígado e as perturbações conexas e as anomalias dos diferentes mecanismos hemostáticos.

RECOMENDAÇÕES

1. A fim de obter dados mais significativos, a dimensão da amostra nos subestudos relevantes deve ser aumentada.
2. O Ministério da Saúde apoia a investigação clínica sobre as doenças do fígado.
3. Os testes de coagulação devem fazer parte dos testes de rotina e devem ser efectuados regularmente em todos os doentes com doença hepática.
4. Os doentes com doença hepática, especialmente com hepatite viral, devem ser informados sobre a forma como podem evitar a transmissão da doença a outras pessoas.
5. Fundação de uma associação para o apoio financeiro dos doentes em matéria de preços dos medicamentos.

REFERÊNCIAS

[1] . **Lisman, T; Leebeek, F.W; Groot P.G. (2002).** *Anomalias hemostáticas em doentes com doença hepática.* Journal of Hepatol. 37: 280-287.

[2] . **Rapaport S.I. (2000).** *Problemas de coagulação na doença hepática. BloodCoagul Fibrinolysis*; Journal of Medicine 11: 69-74.

[3] . **Tripodi, A; Salerno, F; Chantarangkul, V; Clerici, M; Cazzanig, M; Primignani, M; Mannuccio, H e Mannucci, P. (2005).** *Evidência de geração normal de trombina na cirrose apesar de testes de coagulação convencionais anormais.* Jornal de Hepatologia; 41: 553-558.

[4] . **Senzolo, M; Burra, P; Cholongitas, E e Burroughs, A.K. (2006).** *new insights into the coagulopathy of liver disease and liver transplantation.* Jornal Mundial de Gastroenterol; 12(48): 7725-7736

[5] . **Hoffbrand, A.V; Moss, P.A.H e Pettit, J.E. (2006).** *Essential Haematology. 5* thedição. Victoria, Austrália. Blackwell Publishing Ltd (22): 264-277.

[6] . **Mitchell Lewis, S.; Barbara J. B. e Imelda B. (2006).** *Practical Haematology.* th10 edição. Filadélfia, Churchill Livingstone, uma impressão da Elsevier Publishing Ltd (16):380-437.

[7] . **Betty, C. (2007).** Haematology *in practice.* Filadélfia, Estados Unidos da América F. A. Davis Company Publishing Ltd (15):229-244.

[8] . **Reinhold, M; Erhard, H; Jonathan, G; Ronald P. (2007)** *Modern Haematology.* 2 ndedition. Nova Jersey Estados Unidos da América Humana Press Publishing Ltd (19):327-345.

[9] . **William, f. Kern. (2002).** *PDQ Haematology.* Hamilton Ontario Canada BC Decker Inc (20):381-429.

[10]. **Gray, Henry, Lewis, Warren Harmon, (2000).** thAnatomia do Corpo Humano.20 edição. Philadelphia Lea & Febiger, Bartleby.com, Inc.

(4):220 - 361

[11]. Rhoades, R. A; George, A.T. (2003). *Medical Physiology*. 2ª edição, Filadélfia, Estados Unidos da América, Lippincott Williams & Wilkins. (18):514-525.

[12]. **Lisman, T; Frank W.G; Leebeek, and Philip G.D. (2002)** *Haemostatic abnormalities in patients with liver disease.* Jornal de Gastroenterol. Hepatol; 37(2): 280-287.

[13]. Escolar, G. A; Vinas, M; Pino, M; Calls, J; Cirera, I e Ordinas, A. **(1999).** *Avaliação da disfunção plaquetária adquirida em doentes uraémicos e cirróticos utilizando o analisador de função plaquetária (PFA-100): Influence of haematocrit elevation* Journal of Haematologica, Vol 84, Issue 7, 614-619 by Ferrata Storti Foundation publisher .

[14]. **Rodman, B.; Finkbiner, M.D.; Joseph, J.; McGovern, M.D.; Robert Goldstein, M.D. e John P. Bunker, M.D. (2004)** *coagulation defect in liver disease and response to transfusion during surgery* the American Journal of Medicine Volume 26, Issue 2, Pages 199-213.

[15]. **Calvaruso. V; Maimone S, Gatt A, Tuddenham E, Thursz M, Pinzani M, Burroughs AK. (2008).** *Coagulation and fibrosis in chronic liver disease*; Journal of Hepatology; 57(12):1722-1727.

[16]. **Hugenholtz, G.G.; Porte, R.J. e Lisman, T. (2009).** *A plaqueta e o teste da função plaquetária na doença hepática.* Journal of Clinical Liver Diseases; 13(1):11-20.

[17]. **Lisman, T.; Frank, W.G. e Leebeek. (2007).** *Alterações hemostáticas na doença hepática.* Journal of Digestive and Surgery Vol. 24, No. (4); 24: 250-258.

[18]. **Barbara J. B. (2006).** *Células Sanguíneas Um Guia Prático.* 4 thedição. Oxford, Reino Unido. Blackwell publishing Ltd (1):1-19.

[19]. **Betke, K.; Marti, H.R. e Schlicht, L. (1999).** *Estimativa do hemograma completo.*

[20]. **Felice, A.E. (2000).** As *hemoglobinopatias: quantificação da hemoglobina fetal.* Métodos em hematologia.

[21] . **Grimaudo, S; Craxi, A; Gentile, S; Di Paolantonio, T; Vaccaro, A; Venezia, G; Lo Coc, L; Savella, R; Usticano, A; Capone, F e Mariani, G. (2005).** *O tempo prolongado de protrombina, o fator VII e os níveis de FVII ativado na doença hepática crónica dependem parcialmente dos polimorfismos do gene do fator VII.* Journal of Digestive and Liver Disease (37):446-450

APÊNDICE

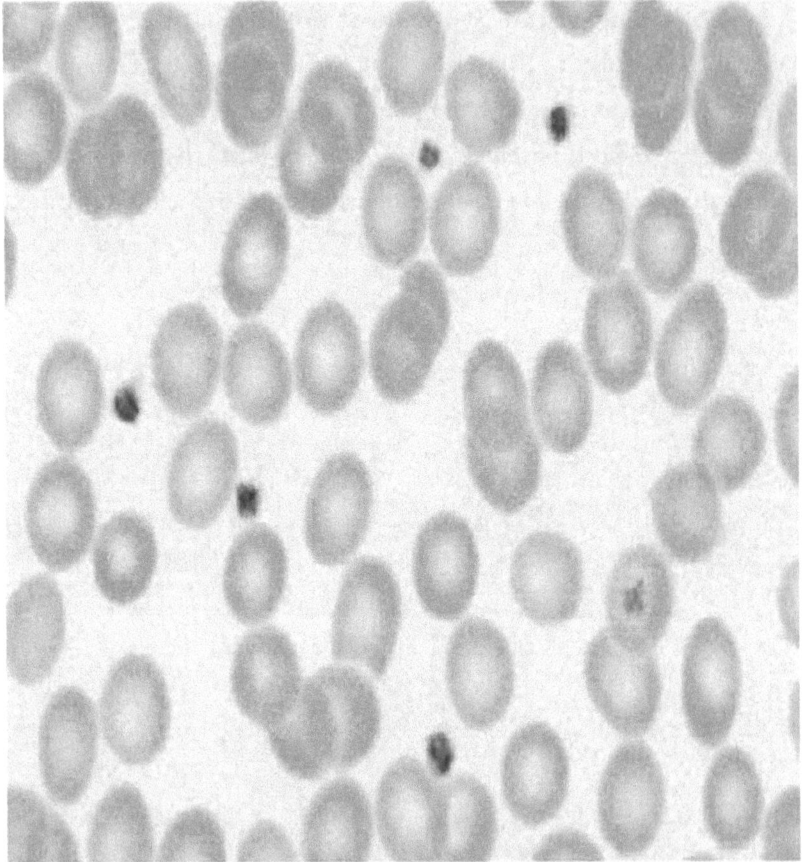

Figura .1 Forma de trombocitopenia: Este esfregaço de sangue mostra o tamanho e a densidade normais das plaquetas.

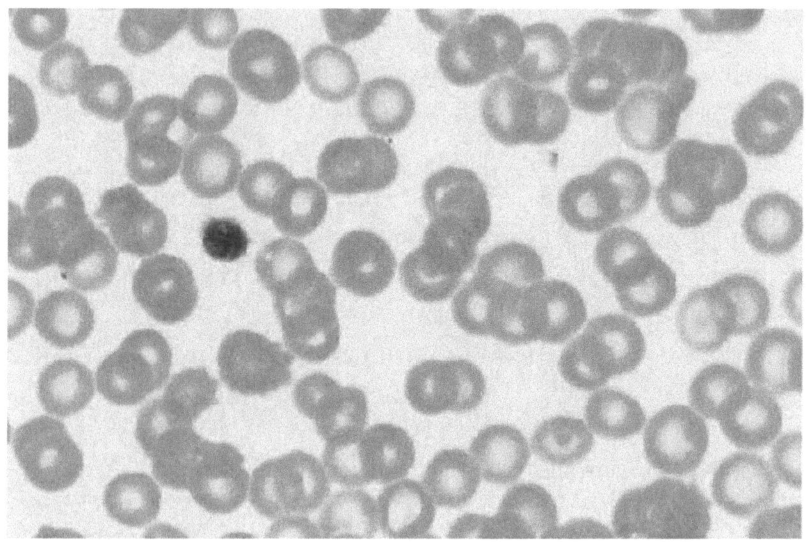

Figura .2 Forma de trombocitopeniaNeste esfregaço de sangue, a densidade plaquetária é menor e o tamanho está aumentado, uma caraterística típica da trombocitopenia imune

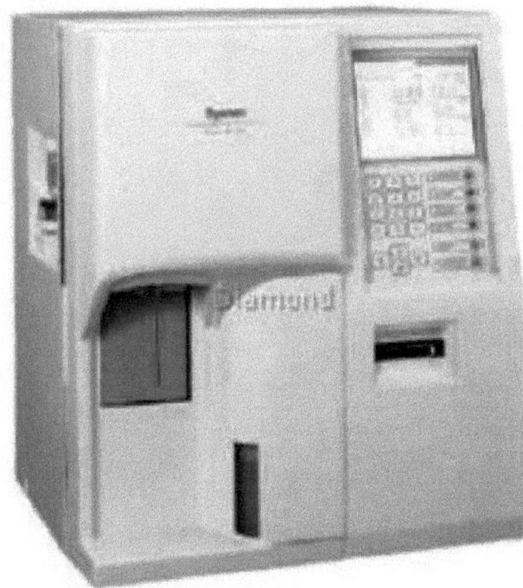

Fig.3 Analisador hematológico Sysmex KX 21N.

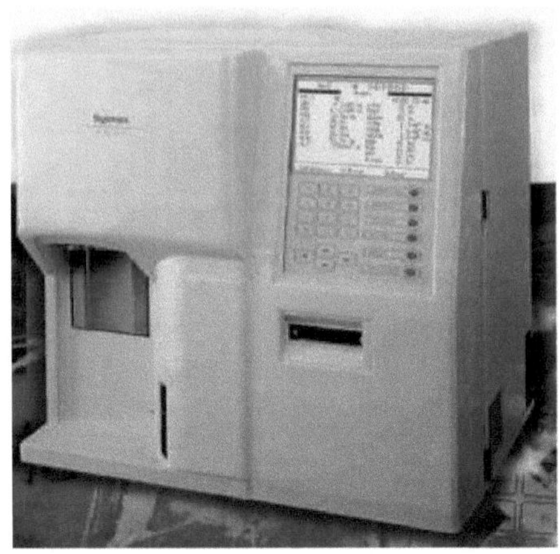

Fig.4 O KX-21 é um analisador hematológico compacto e totalmente automático

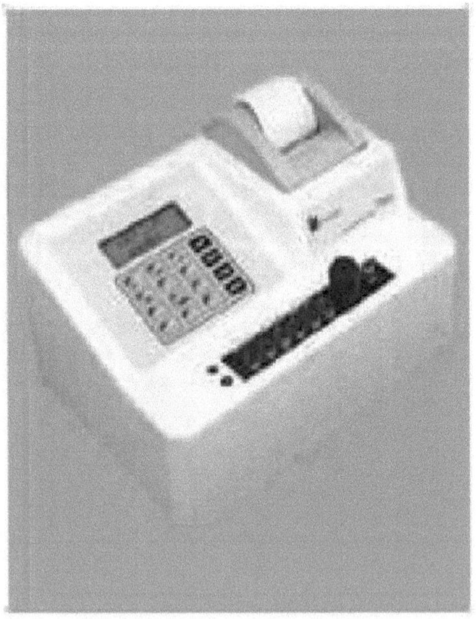

Figura.5 Coagulómetro

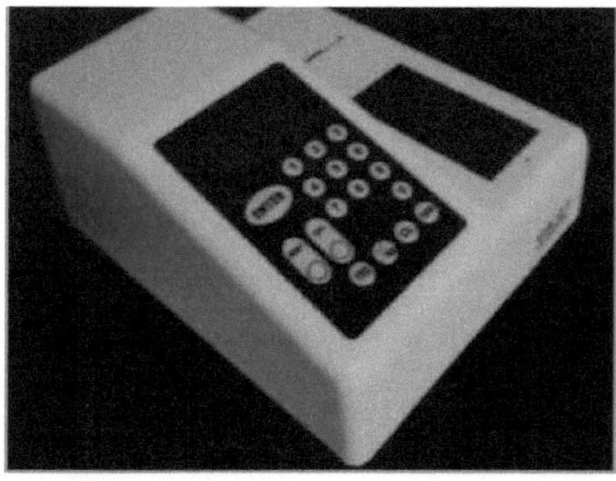

Fig.6 Coagulómetro em várias gamas e especificações.

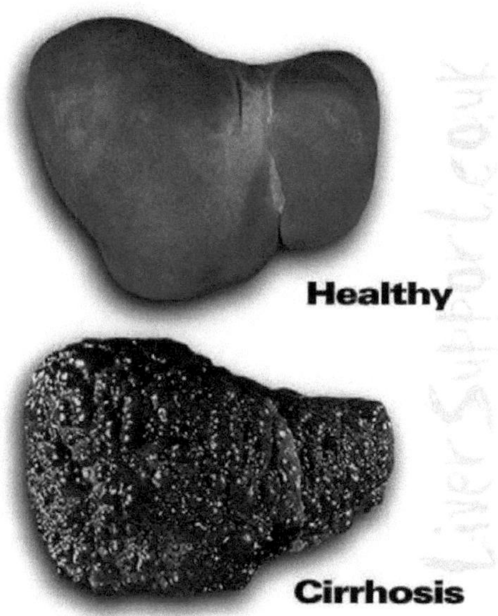

Fig.7 Comparação entre fígado saudável e cirrose hepática.

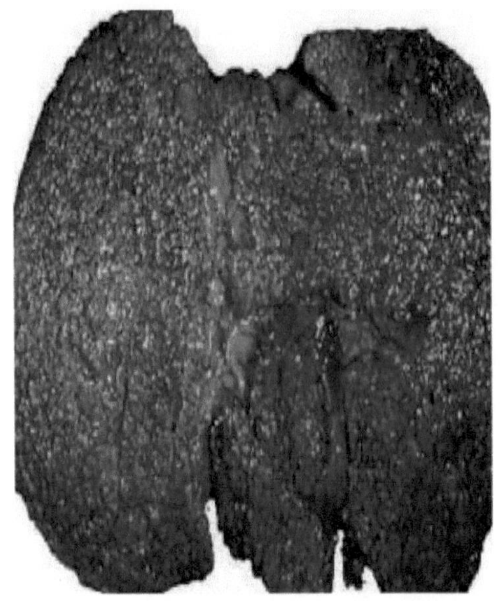

Figura.8 Cirrose hepática

APÊNDICE

NO	Group	Age	Gender	PT	APTT	INR	Liver disease	Marital status	Blood group	Plts count
1	Patient	45	Female	16.5	26.0	1.3	Gall cholecystitis	Married	A+ve	212.00
2	Patient	60	Female	18.5	27.5	1.4	Liver cirrhosis	Married	A+ve	123.00
3	Patient	40	Male	18.4	39.5	1.4	Obstructive jaundice	Married	A+ve	233.00
4	Patient	50	Male	16.0	26.2	1.2	HBV	Married	B+ve	223.00
5	Patient	65	Female	14.1	36.5	1.1	HBV	Married	B+ve	205.00
6	Patient	25	Female	15.0	29.5	1.3	Liver cirrhosis	Single	O+ve	87.00
7	Patient	77	Male	17.0	27.0	1.5	Liver cirrhosis	Married	B-ve	15.00
8	Patient	64	Male	39.9	47.6	4.6	HBV	Married	O+ve	44.00
9	Patient	35	Male	12.0	43.9	1.5	HCV	Single	O+ve	23.00
10	Patient	65	Male	16.4	29.0	1.5	HCV	Married	O+ve	280.00
11	Patient	63	Male	15.5	37.8	1.3	HCV	Married	O+ve	129.00
12	Patient	58	Male	12.9	38.0	1.0	HCV	Married	A-ve	113.00
13	Patient	47	Male	18.0	32.0	1.6	Liver cirrhosis	Married	B+ve	56.00
14	Patient	45	Male	13.3	27.4	1.0	Liver cirrhosis	Married	A+ve	104.00
15	Patient	50	Male	27.3	42.0	3.2	Liver cirrhosis	Married	A+ve	87.00
16	Patient	37	Male	12.5	28.0	0.9	HBV	single	A+ve	225.00
17	Patient	30	Female	16.4	26.1	1.3	Liver cirrhosis	Single	O+ve	220.00
18	Patient	40	Female	16.0	40.0	1.2	Obstructive jaundice	Married	B+ve	230.00
19	Patient	43	Male	14.5	32.2	1.2	HCV	Married	A+ve	215.00
20	Patient	61	Male	15.0	43.0	1.1	HBV	single	O+ve	150.00
21	Patient	35	Female	16.0	46.0	1.5	Liver cirrhosis	Single	B+ve	130.00
22	Patient	30	Female	12.0	43.0	1.0	Obstructive jaundice	Single	O+ve	170.00
23	Patient	62	Male	19.0	46.0	1.5	HBV	Married	A+ve	112.0
24	Patient	55	Female	13.0	46.0	0.9	HBV	Married	A+ve	180.00
25	Patient	35	Female	18.0	54.0	1.5	Obstructive jaundice	Married	B+ve	200.00
26	Patient	38	Female	45.0	65.0	5.5	Liver cirrhosis	Married	A+ve	110.00
27	Patient	40	Female	20.2	38.0	1.6	Gall cholecystitis	Married	O+ve	210.00
28	Patient	57	Female	25.0	41.2	2.5	Liver cirrhosis	Married	O+ve	190.00
29	Patient	65	Male	22.0	65.0	2.1	HBV	Married	A+ve	78.00
30	Patient	70	Female	13.5	42.0	1.0	Liver metastasis	Married	O+ve	220.00
31	Patient	35	Female	17.0	37.0	1.3	HBV	single	B+ve	23.00
32	Patient	25	Male	15.0	43.0	1.2	Obstructive jaundice	Single	A+ve	180.00
33	Patient	38	Female	16.0	45.0	1.2	HBV	Single	A+ve	220.00
34	Patient	60	Female	14.0	45.0	1.1	Liver metastasis	Married	O+ve	210.00
35	Patient	50	Female	15.0	41.0	1.2	HBV	Married	B+ve	207.00
36	Patient	33	Male	13.5	40.0	0.9	HBV	single	O+ve	178.00
37	Patient	75	Male	13.5	42.0	1.0	HBV	Married	O+ve	98.00
38	Patient	45	Male	17.1	41.0	1.4	HBV	Married	B+ve	113.00
39	Patient	47	Male	15.0	43.0	1.1	HBV	Married	A+ve	150.00
40	Patient	70	Male	17.0	50.0	1.3	HCV	Married	O+ve	120.00
41	control	20	Female	13.0	40.0	1.1	-	single	O+ve	220.00
42	Control	30	Female	12.0	24.0	0.9	-	Single	A+ve	240.00
43	Control	25	Male	14.0	30.0	1.0	-	Single	B+ve	180.00
44	Control	33	Female	14.0	35.0	1.0	-	Married	O+ve	220.00
45	Control	17	Male	14.9	27.9	1.2	-	single	O+ve	217.00
46	Control	20	Female	14.0	35.2	1.0	-	Single	O+ve	210.00
47	Control	33	Female	15.2	36.6	1.3	-	Married	A+ve	215.00
48	Control	32	Male	14.6	29.3	1.2	-	single	A+ve	201.00
49	Control	20	Male	14.8	35.0	1.2	-	Single	A+ve	204.00
50	Control	15	Female	15.5	30.1	1.3	-	Single	B+ve	190.00
51	Control	17	Female	12.3	35.2	0.9	-	Single	O+ve	217.00
52	Control	21	Male	13.3	35.5	1.1	-	single	B+ve	240.00
53	Control	40	Male	14.0	34.0	1.0	-	Married	A+ve	290.00
54	Control	31	Male	14.0	36.0	1.0	-	Married	O+ve	301.00
55	Control	27	Female	15.0	30.0	1.1	-	single	A+ve	250.00

Índice

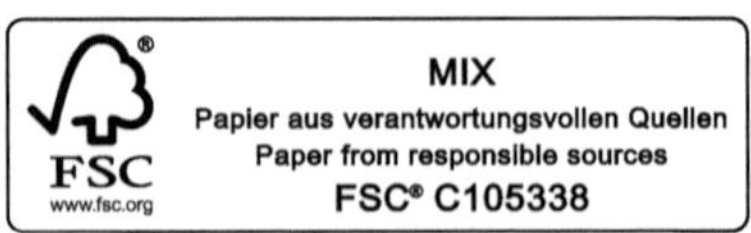

Printed by Books on Demand GmbH, Norderstedt / Germany